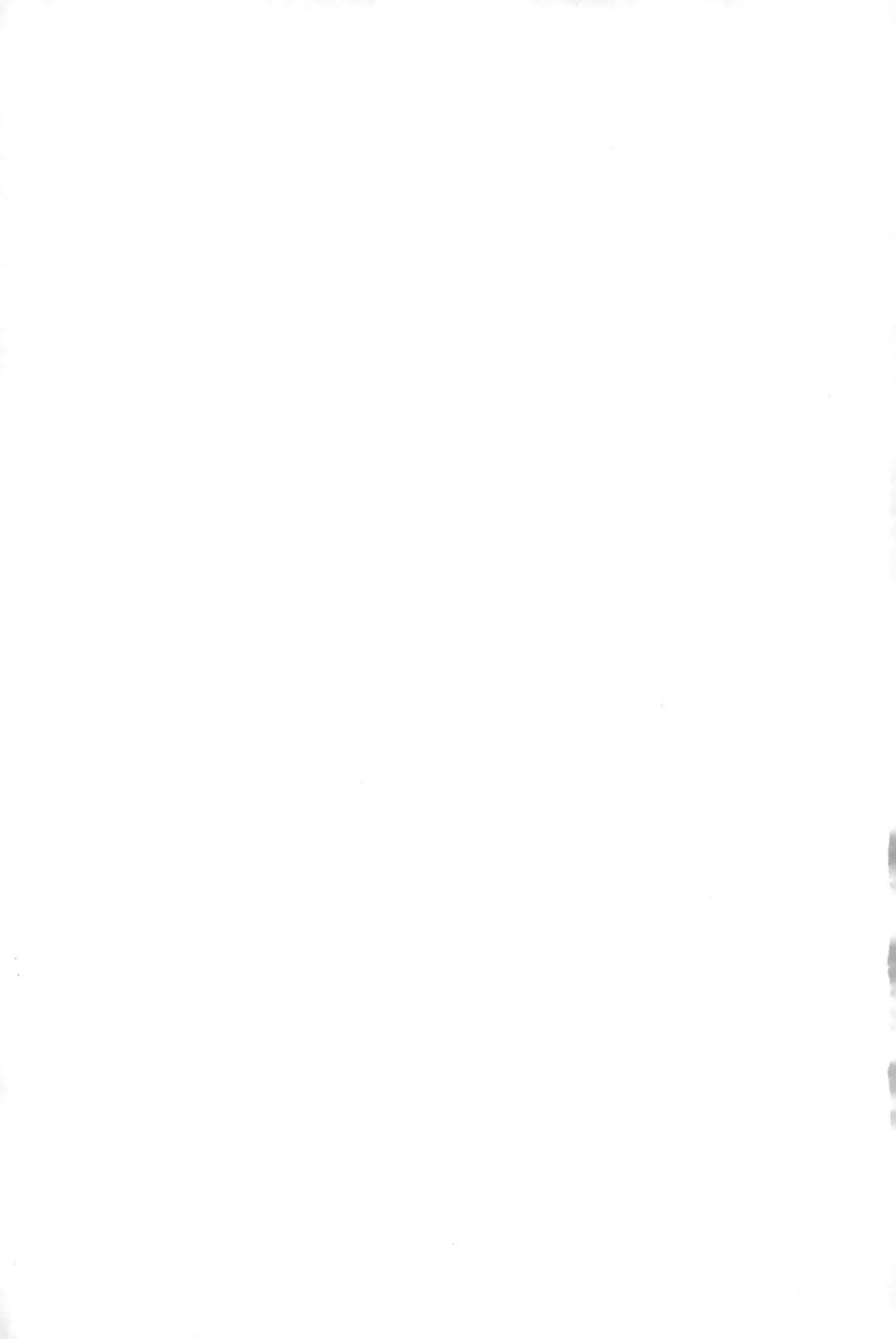

よくわかる！
はり師・きゅう師 試験合格テキスト

Well-Being 著

弘文社

はじめに

　日本では高齢化社会を迎え，腰痛，膝痛などの慢性期の痛みを抱えておられる患者さんが多くなっております。痛みに苦しむ患者さんに対して，鍼やお灸などの東洋医学は非常に有効的な治療手段であると考えられております。

　薬や注射などの西洋医学の治療方法とは異なり，鍼やお灸でつぼを刺激して治療を行う東洋医学特有の治療方法は人が元々持っている自然治癒力を活発にし，病気を治していく方法で，体への副作用も少なく安全な治療法として注目を集めております。また，スポーツ界や美容業界等での活躍の場も増えてきており，今後，鍼灸師（「はり師，きゅう師」ともいう。以降は省略）に対する需要はますます増加していくと考えられます。

　本書では，鍼灸師の科目別国家試験問題集のみならず，東洋医学の考え方や診察方法，つぼの種類など，実際に鍼灸師がどのような理論で，診察や治療を行っているかを詳しく記載させていただいております。

　本書を通して，一人でも多くの方が，鍼灸師の仕事に興味を持たれ，今後，鍼灸師として活躍されるきっかけになることができればと願っております。

著者識

Contents

- はじめに（3）
- 鍼灸師とは（7）
- 受験案内（8）

第1編　東洋医学とは（9）

第1章　東洋医学の考え方（11）
1. 陰陽と統一体（12）
2. 東洋医学の人体の考え方（13）
3. 五臓六腑（19）
4. 五臓の変調（21）
5. 病気の原因（23）
6. 五行学説（26）

第2章　東洋医学の診察論（27）
1. 弁証論治（28）
2. 診察方法（28）
3. 八網弁証（28）
4. 体質分類（38）
5. 治療に使うつぼ（39）

第3章　経絡とつぼ（43）
1. 経絡とつぼ（44）
2. つぼ（経穴）について（44）
3. つぼの決定のしかた（48）
4. 治療に使用するつぼ（48）

第4章　鍼，灸治療の実際（51）
1. 鍼治療について（52）
2. 灸治療について（53）

第2編　はり師・きゅう師国家試験問題（57）

第1章　専門基礎科目（61）

1．医療概論（61）
2．衛生学・公衆衛生学（67）
3．関係法規（79）
4．解剖学（91）
5．生理学（107）
6．病理学（123）
7．臨床医学総論（135）
8．臨床医学各論（145）
9．リハビリテーション医学（161）

第2章　専門科目（171）

1．東洋医学概論（171）
2．経絡経穴学（189）
3．東洋医学臨床論（205）
4．はり理論（229）
5．きゅう理論（237）

第3編　付録（245）

見てすぐわかるつぼ療法（247）

正経十二経脈（234）

1．手の太陰肺経（11穴）（249）
2．手の陽明大腸経（20穴）（250）
3．足の陽明胃経（45穴）（251）
4．足の太陰脾経（21穴）（252）
5．手の少陰心経（9穴）（253）
6．手の太陽小腸経（19穴）（254）
7．足の太陽膀胱経（67穴）（255）
8．足の少陰腎経（27穴）（257）
9．手の厥陰心包経（9穴）（259）

10．手の少陽三焦経（23穴）（260）
11．足の少腸胆経（44穴）（261）
12．足の厥陰肝経（14穴）（263）

奇経八脈（264）
1．督脈（28穴）（264）
2．任脈（24穴）（266）

奇穴（268）
1．頭頸部穴（268）
2．胸腹部穴（270）
3．背部穴（270）
4．上肢部穴（273）
5．下肢部穴（275）

索引（278）

鍼灸師とは

1．鍼灸師とは
　鍼灸師とは，はり師，きゅう師の両方の資格を持っている人のことをいいます。はり師，きゅう師は別々の資格ですが，両方の資格を持っている人が多く，鍼灸師と呼ばれることが多くなっております。

2．はり師，きゅう師の仕事とは
　はり師ときゅう師では施術内容が異なっており，はり師は病気の症状に合わせて身体のつぼに鍼（はり）を刺し治療を行います。きゅう師は病気の症状に合わせて身体のつぼにもぐさを使用した灸（きゅう）をおき，燃焼させ，その熱による刺激で治療を行います。

3．鍼灸師の仕事場
　鍼灸師の仕事場としては，自ら治療院を開設する他にも整形外科等の病院で働いたり，介護業界やスポーツチームなどでトレーナーとして働くこともできます。また，最近では美容業界でも鍼灸を使用した美容法も行われており，活躍の場は多方面に広がっております。

4．鍼灸師になるには
　鍼灸師になるには，はり師，きゅう師の両方の国家資格が必要です。国家試験の受験資格としては厚生労働省，文部科学省で定められた専門学校，大学等で専門教育を受ける必要があります。これらの学校を卒業した後，受験資格が得られます。

受験案内

1．試験期日
はり師，きゅう師ともに毎年2月下旬の日曜日です（年1回）。

2．試験地
晴眼者　北海道　宮城県　東京都　新潟県　愛知県　大阪府　広島県
　　　　　香川県　福岡県　鹿児島県　沖縄県
視覚障害者　各都道府県（山形県　山梨県　福井県及び高知県を除く）

3．試験科目
医療概論（医学史を除く）　衛生学・公衆衛生学　関係法規　解剖学　生理学　病理学概論　臨床医学総論　臨床医学各論　リハビリテーション医学　東洋医学概論　経絡経穴学　東洋医学臨床論　はり理論　きゅう理論

ただし，はり師，きゅう師国家試験を同時に受験するものは，はり理論，きゅう理論を除くその他の科目についてその一方が免除されます。

4．受験資格
大学に入学することのできる者であって，3年以上，文部科学大臣の認定した学校又は厚生労働大臣の認定した養成施設において，はり師，きゅう師となるのに必要な知識及び技能を修得したものなど。

5．合格基準
配点を1問1点，合計150点満点とし，90点以上が合格となります（はり師，きゅう師ともに）。

6．合格発表
試験の合格者は，毎年3月下旬に厚生労働省及び公益財団法人東洋療法研修試験財団にその受験地，受験番号を提示するとともにホームページにおいてもその受験地，受験番号を掲示して発表します。

第1編

東洋医学とは

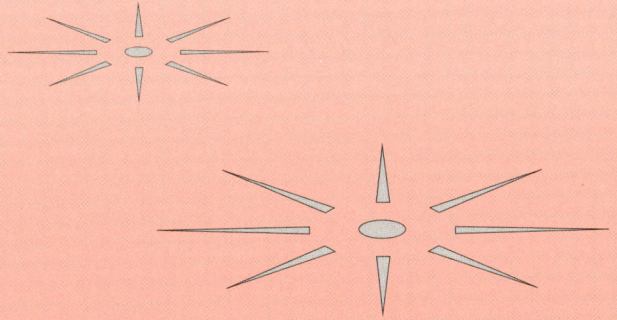

第1章

東洋医学の考え方

1. 陰陽と統一体

①陰陽論

　陰陽学では，宇宙は気で出来ており，全ての物事は陰陽の移り変わりによるものであると考えます。陰と陽は，お互いに相反する物事の属性を代表しています。たとえば，積極的に動くもの，外向的，上昇的，温熱的，明瞭などはすべて陽に属し，反対に静止したもの，内向的，下降的，寒冷的などは陰に属します。陰陽は流動的で，強いときと弱いときがありますが，常に平均的な強さになるように調整し合っています。

②病気になるときの体内の変化

　人が正常に機能を保っているのは，陰陽のバランスが正常に保たれているからです。病気の発生は，ある種の原因によって陰陽がバランスを失ったことを意味しています。陰陽のどちらかが強くなりすぎた場合を偏盛，どちらかが弱

■ 偏盛と偏衰

第1章　東洋医学の考え方　　13

くなりすぎた場合を偏衰(へんすい)といいます。

③病気になる過程

　陰陽のバランスが崩れ，正気(せいき)（体を正常に戻す力）が弱くなると，邪気(じゃき)（体に悪影響を及ぼす力）の影響で，人は病気になります。東洋医学の治療により，正気を活発にし，邪気を追い払うことで病気からの回復につなげます。これを，扶正(ふせい)といいます。

2．東洋医学の人体の考え方

①気(き)，血(けつ)，津液(しんえき)，精(せい)

　気・血・津液・精は，臓腑（五臓六腑）・器官・経絡(けいらく)（つぼ）などの生命活動を営む源となるものです。

　気は，すべての臓腑・器官・組織の新陳代謝などを推し進める働きや，体熱を産生，保持する働き，さらに疾病の原因から生体を守る働きなどがあります。

　血は，血液を指します。津液は，体内の正常な水分の総称です。血と津液は，

■人体の気・血・津液・精の分布

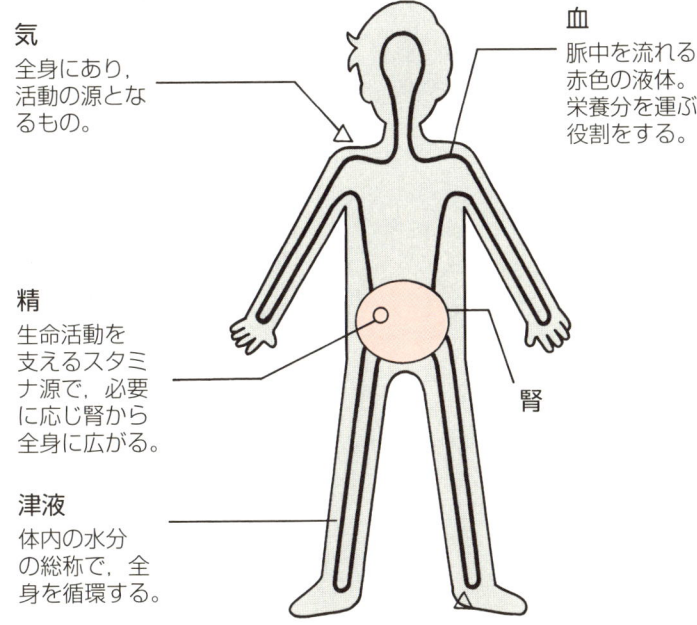

気
全身にあり，活動の源となるもの。

血
脈中を流れる赤色の液体。栄養分を運ぶ役割をする。

精
生命活動を支えるスタミナ源で，必要に応じ腎から全身に広がる。

腎

津液
体内の水分の総称で，全身を循環する。

ともに液状物質です。

精は、生命活動を支えるスタミナ源です。腎に貯蔵されており、腎から全身に広がります。

②気の種類

Ⅰ．原気（元気）（げんき）

両親から受け継いだ先天の精（親から受け継いだ体を動かすエネルギー）が変化したもので、生命活動の原動力となる。生まれてからは後天の精（生後、食物摂取により生成される水穀の精微から作られる）より補給されます。全身に活力を与えます。

Ⅱ．宗気（そうき）

肺において呼吸で吸い込んだ精気と水穀の精微とが統合して、胸中（心と肺）に集まります。

Ⅲ．営気（えいき）

後天の精から得られる水穀の精微（陰性の気）のことをいいます。津液を血に変化させ、臓腑や手足など内外の器官の栄養を供給します。

Ⅳ．衛気（えき）

後天の精から得られる水穀の悍気（陽性の気）のことをいいます。全身に分布し、すばやく、活発に動きます。とくに体表面近くで活動し、外邪（外から来る邪気）に対する防衛的な役割を果たします。

■ 4種類の気の分布

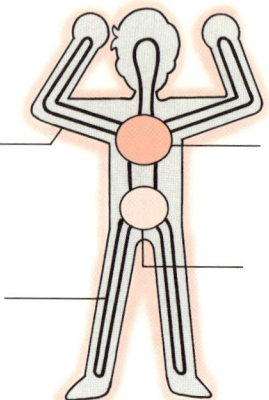

衛気
体表面近くで特に活躍し、外邪から体を守る。

宗気
胸中（心と肺）に集まり、呼吸運動を支えている。

営気
脈管内に存在し、津液、血を移動させ、全身を巡る。

元気
腎から全身に送られる生命活動の原動力。

第1章　東洋医学の考え方　　　　　　　　15

③気の働き
　気の働きは5つの作用があります。
Ⅰ．推動（すいどう）作用
　人の成長や発育，一切の生理的活動および新陳代謝をする働きです。
Ⅱ．温煦（おんく）作用
　臓腑・器官など一切の組織を温め，体温を保持する働きです。
Ⅲ．防御作用
　体表において，外邪の侵入を防御する働きです。
Ⅳ．固摂（こせつ）作用
　血・津液などをつなぎとめる働きで，血が脈外へもれないようにしたり，汗や尿がむやみに漏れ出るのを防いだりします。
Ⅴ．気化作用
　気化作用には2種類あり，1つは気・血・津液・精が相互に変化する働き，もう1つは，津液が汗や尿となって体外に出る働きをいいます。

■ 4つの気は全身で

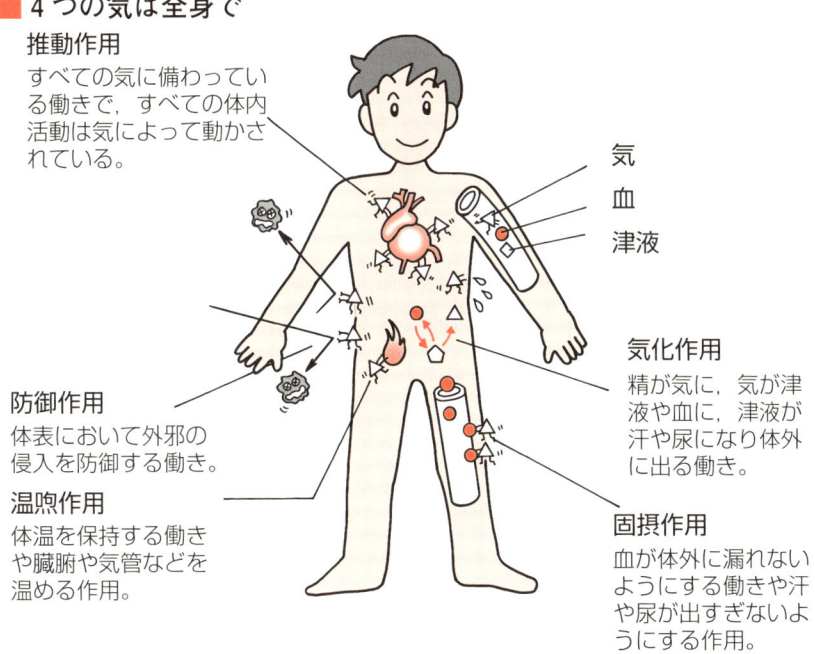

推動作用
すべての気に備わっている働きで，すべての体内活動は気によって動かされている。

防御作用
体表において外邪の侵入を防御する働き。

温煦作用
体温を保持する働きや臓腑や血管などを温める作用。

気　血　津液

気化作用
精が気に，気が津液や血に，津液が汗や尿になり体外に出る働き。

固摂作用
血が体外に漏れないようにする働きや汗や尿が出すぎないようにする作用。

④血の働き

　血とは,脈中を流れる赤色の液状物をさします。血の源は飲食物で,飲食物は五臓の脾によって,水穀の精微に変化します。その一部が脈管に入って,気の作用を受け,血になります。血の素材は,津液と営気で,肺による呼吸作用が深く関与しています。血は営気とともに脈中を流れ,四肢や臓腑を潤し,その働きを支えます。栄養を与え,潤す作用を滋潤作用といいます。血は肝にためられ,肝が必要に応じて必要量を決定し,心が全身に血を送ります。

⑤津液の働き

　津液とは体内の水分を総称したものです。津液の源も飲食物で,水穀の精微から作られます。三焦（さんしょう）と呼ばれる臓器のすきまを通路とし,全身に行きわたります。津液は津と液に分けられ,津は清んで粘り気がなく,主として体表面を潤し,体温調節に関与します。液は粘り気があり,体内をゆっくり流れ,骨や髄を潤します。

⑥精と神の働き

　精は五臓の腎に貯蔵され,必要時に全身をめぐり,体を動かす活力源の役割を果たします。精には,先天の精と後天の精があります。先天の精とは,両親より受け継いだ精のことで,体を成長させる素となるものです。後天の精とは,飲食物が変化した水穀の精微より得られる精をいい,腎に入って先天の精を補給し,生命活動を支える基盤として働きます。

　神とは,五臓の中におさまって,すべての生命活動を支配・統制しているものをいいます。神には五種類あり,心に神（しん）,肝に魂（こん）,肺に魄（はく）,脾に意（い）,腎に志（し）がそれぞれ宿っています。この中で心に宿る神が最上位にあり,他の神を支配しています。

⑦気,血,津液の変調

　気,血,津液は,人体を構成する基本物質であり,臓腑,器官,組織などが生理的な活動を行うための基礎的な役割を果たします。気,血,津液に変調が生じると,これらの機能に変調が起こります。

⑧気の変調

Ⅰ．気虚（ききょ）

気の生成不足と消耗過多，気の機能減退など気が足りなくなった状態をいいます。
Ⅱ．気滞（きたい）
　気の流れが悪くなっている状態をいいます。

⑨血の変調
Ⅰ．血虚（けっきょ）
　血の生成不足と消耗過多により，血が足りなくなった状態です。
Ⅱ．血熱（けつねつ），血寒（けっかん）
　体内の熱が血に移り，血が熱くなったり（血熱），冷えすぎたり（血寒）した状態です。
Ⅲ．血瘀（けつお）瘀血（おけつ）ともいう
　血の流れが悪くなり，血が停滞した状態です。

⑩津液の変調
Ⅰ．津液の不足
　津液の生成不足，消耗と発散の過多，排泄過多などにより津液が不足した状態をいいます。
Ⅱ．津液の停滞（湿（しつ），痰（たん））
　津液が停滞すると，津液は湿となり，粘り気がある状態になります。湿が増えて集まると痰となります。

■気の変調でよく見られる症状

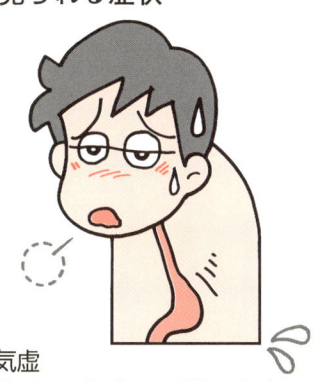

気虚
①手足に力が入らず倦怠感がある。
②勝手に汗が出る(自汗)めまいが起こる。

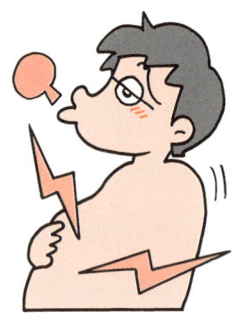

気滞
①腹部で気が停滞し,上下動することでげっぷ,おならが出る。
②腹部が張り痛みが出る。

■ 津液の変調でよく見られる症状

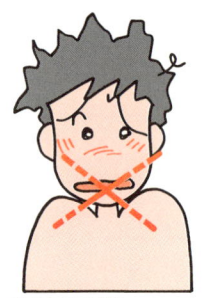

津液の減少
①皮膚に張りがなくなる。
②口が渇く。
③髪の艶がなくなる。

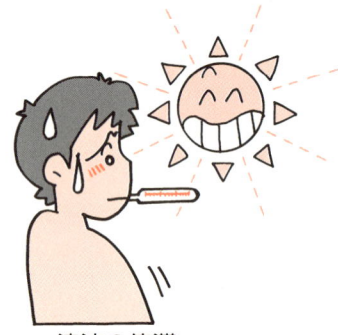

津液の停滞
①汗が出ず体温が上昇する。

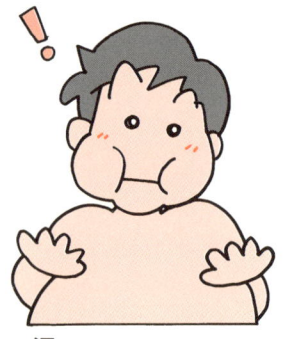

湿
津液の流れが悪く
湿となりむくみの
原因になる。

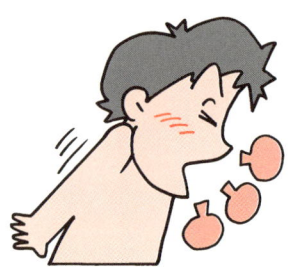

痰
湿が痰に変化し肺に
たまると,せきこみ,
呼吸困難などが起こる。

第1章　東洋医学の考え方

■血の変調でよく見られる症状

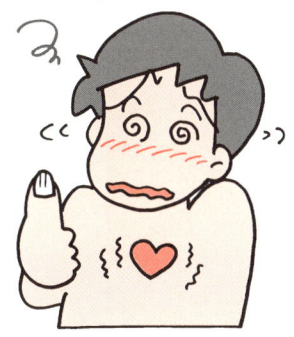

血虚
①めまいがし，眼がかすむ。
②立ちくらみが起こる。
③心臓の不整脈が起こる。

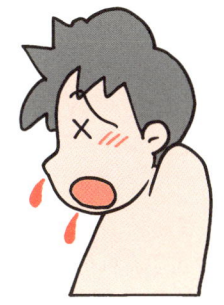

血熱
①鼻血，吐血，血便，血尿など
　出血しやすくなる。

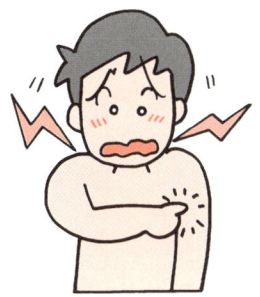

血瘀（けつお）
①唇が紫色に変色する
②刺すような痛みが同じとこ
　ろに起こる。

3．五臓六腑

①東洋医学の内臓観

　東洋医学では，内臓について，これを単なる体の構成部分ではなく，人体のさまざまな現象や，精神活動の中心となるものとして捉えています。

②臓腑とは

　臓腑とは，五臓（肝，心，脾，肺，腎），六腑（胆，小腸，胃，大腸，膀胱，三焦）および奇恒の腑（骨，髄，脳，脈，胆，女子胞）をさします。五臓の特

性は，精気を内に蔵している器官であるということ，これに対して六腑は飲食物を消化し次の器官に送るとともに，水分の吸収・配布・排泄などに関与しています。奇恒の腑は形態は腑に似ていますが，性質や働きは臓に似ています。胆は胆汁を分泌し，消化を助ける役目があり，腑に属していますが，胆汁（たんじゅう）の貯蔵庫でもあり，臓に近い役割も果たします。

③臓腑間の関係

臓腑間には表裏関係があり，一対となっています。肺と大腸，心と小腸，肝と胆，脾と胃，腎と膀胱の組み合わせで結びついています。三焦は上焦，中焦，下焦に分かれており，臓器間のすきまを指しています。津液は三焦を通り，全身に行きわたります。

④五臓六腑の機能について

Ⅰ．心

心は全身に血を送り出す役目を果たします。心は精神活動を支配する神を蔵します。神は動作・言語・表情などの意識的活動や，心拍動・呼吸・消化吸収・排泄などの無意識的活動を適切に行わせます。過労などで神が不安定になると，不眠など日常生活に不調を来たします。

Ⅱ．肝

肝は疏泄（そせつ）と蔵血（ぞうけつ）の役割を果たします。疏泄とは気や血の流れを円滑にする働きのことをいい，蔵血とは血を貯蔵し，身体各部の血液量を活動状況に応じて調整する働きのことをいいます。

Ⅲ．脾

脾には運化（うんか）（飲食物｛水穀｝を消化して，栄養価の高い成分｛水穀の精微｝をつくり，全身に送り出す），昇清（しょうせい）（水穀の精微を上半身へ送り，臓腑が下がらないようつなぎ止める），統血（とうけつ）（血が脈外へ漏れずに順調にめぐるようにする働き），生血（せいけつ）（水穀の精微から血や気を生成する）の４つの機能があります。

Ⅳ．肺

肺は宣発（せんぱつ）と粛降（しゅくこう）の役割を果たします。宣発とは呼吸により汚れた気を吐き出したり，津液と衛気を全身に行きわたらせたりすることをいい，粛降とは呼吸によりきれいな気を吸い込んだり，津液を下半身へ送る役目や気道をきれいにする役割を果たします。また，肺は給水ポンプの役目も果たし，水分を全身に分布させます。

Ⅴ．腎

　腎は蔵精，主水，納気の役割を果たします。蔵精とは生命力，成長の根源である精を貯蔵することをいいます。主水とは津液を調整し，全身の水分調節を行う機能をいいます。納気とは肺にあるきれいな気を腎に降ろすことで深呼吸ができ，精を元気にする作用をいいます。

Ⅵ．六腑

　胆は胆汁を貯蔵し消化を助けます。胃は脾とともに飲食物を消化し，気を全身に送り出す源となります。小腸，大腸は水穀の精微と水分を吸収し，不要な水分を膀胱に送ります。三焦（上焦，中焦，下焦）は特定の器官ではなく，臓器のすきまのことをいい，飲食物を吸収し，ここから得た気・血・津液を全身に配布し，水分代謝を円滑に行わせる一連の機能を指します。

4．五臓の変調

①心の変調

　心の機能が損なわれると，脈拍に異常が現れ，血の巡りが悪くなります。顔は白っぽく，つやがなくなります。また，出るべき時に汗が出なかったり，むやみに汗が出てしまうようになります。心は，舌の運動を支配しており，機能低下が起こると，味覚異常が現れたり，言語障害が起きたりします。

②肝の変調

　肝が変調すると疏泄と蔵血の作用に影響を及ぼします。疏泄の働きが悪くなると，気が滞り，抑うつ，イライラして怒りっぽいなどの症状を呈します。また，蔵血が正常でなくなると，血が頭に流れ過ぎ，頭痛，めまい，耳鳴りなどを起こしたり，反対に頭への血の流れが悪くなり，顔面蒼白，めまい，難聴などが起きます。

③脾の変調

　脾の機能が低下すると，運化がうまくいかなくなり，消化・吸収の異常や，津液の停滞など様々な症状を呈します。また，昇清がうまくいかなくなると，内臓下垂や，全身倦怠感，無力，慢性下痢などが起こり，統血がうまくいかなくなると，血便，血尿，不正性器出血などが起こります。

■五臓六腑の位置と役割

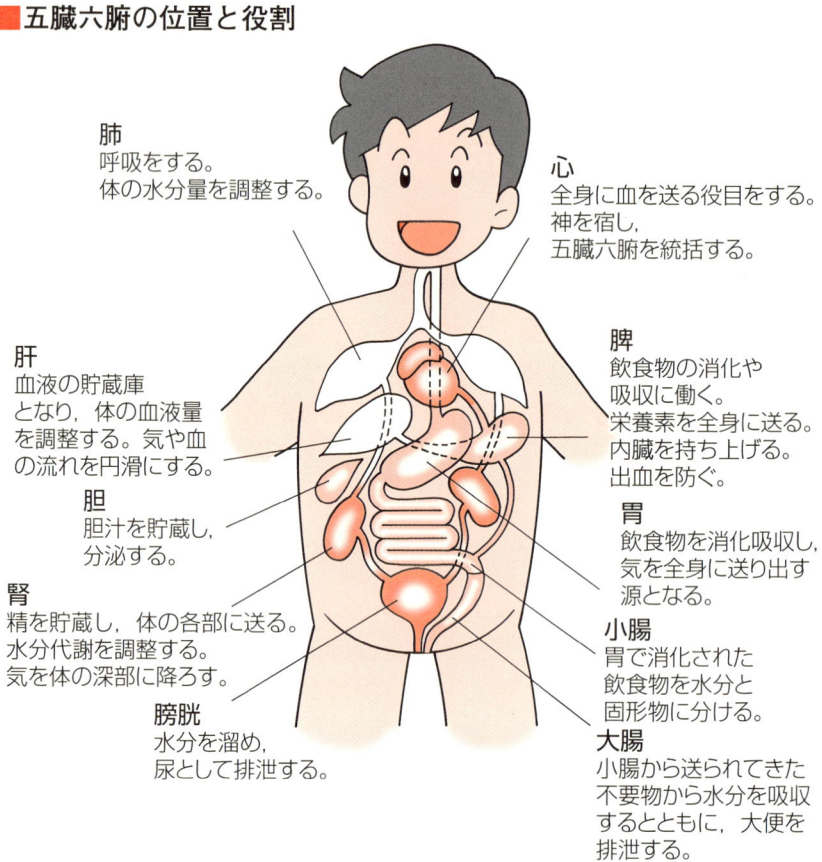

肺
呼吸をする。
体の水分量を調整する。

心
全身に血を送る役目をする。
神を宿し、
五臓六腑を統括する。

肝
血液の貯蔵庫
となり、体の血液量
を調整する。気や血
の流れを円滑にする。

脾
飲食物の消化や
吸収に働く。
栄養素を全身に送る。
内臓を持ち上げる。
出血を防ぐ。

胆
胆汁を貯蔵し、
分泌する。

胃
飲食物を消化吸収し、
気を全身に送り出す
源となる。

腎
精を貯蔵し、体の各部に送る。
水分代謝を調整する。
気を体の深部に降ろす。

小腸
胃で消化された
飲食物を水分と
固形物に分ける。

膀胱
水分を溜め、
尿として排泄する。

大腸
小腸から送られてきた
不要物から水分を吸収
するとともに、大便を
排泄する。

④肺の変調

　肺の機能が低下すると呼吸の異常（痰の停滞）や発声の異常が起こります。また、鼻が詰まったり乾いたりし、臭いもわからなくなります。

⑤腎の変調

　腎の機能が低下すると、貯蔵している精が不足し、足腰が弱る、物忘れがするなどの老化現象を呈します。また、主水がうまくいかなくなると水分調節の障害を呈し、むくみ、頻尿、下痢などを起こします。納気が弱ると、浅い呼吸となり、呼吸困難を起こします。

5．病気の原因

①外因

　外因とは，自然界の気候の変化により，人体を外部から発病させる原因となるものを指します。この外部原因を，風，寒，暑，湿，燥，火の六種に分けています。

Ⅰ．風邪（ふうじゃ）

　人体の上部に症状が現れることが多く，頭痛，鼻づまり，咽頭痛，顔面浮腫などを起こします。

Ⅱ．寒邪（かんじゃ）

体を温める働きや，体表の防御機能が損なわれるので体が冷え，悪寒などの症状が現れます。

Ⅲ．暑邪（しょうじゃ）

　邪気が体内に侵入して体内の熱が多くなると高熱がでたり，顔が赤くなったり，汗を大量にかき，津液不足を呈します。

Ⅳ．湿邪（しつじゃ）

　人体の下部に症状が現れることが多く，下半身のむくみ，下痢などの症状があります。

Ⅴ．燥邪（そうじゃ）

　人体を乾燥させる働きがあり，口の渇きなどの症状を呈するとともに，肺を傷つけ，喘息，胸痛などを起こすこともあります。

Ⅵ．火邪（かじゃ）

　人体が熱を発し，出血を起こしやすくなり，吐血，鼻出血，血尿などの症状を呈します。

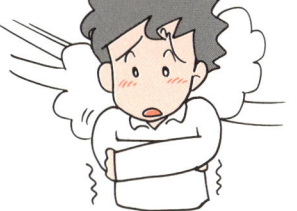

風邪
春に多く，症状や部位が一定せず，経過が急で変化が速い。

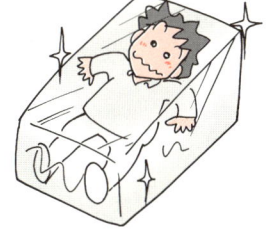

寒邪
冬に多く，体が冷え，痛みが出る。臓腑を直接傷つけることもある。

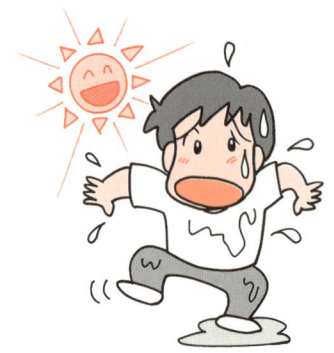

暑邪
夏の暑さで体が熱くなりすぎている。顔が赤く，発汗も多い。

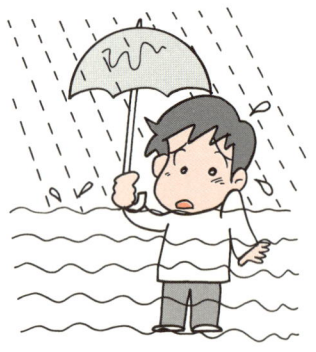

湿邪
梅雨や秋の長雨の時期に多く，湿気が体にたまり，気や血の流れが悪くなる。

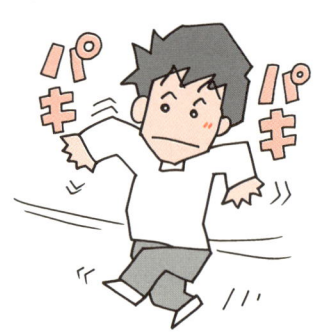

燥邪
秋に多く，全身が乾き，水分が不足する。肺が傷つきやすい。

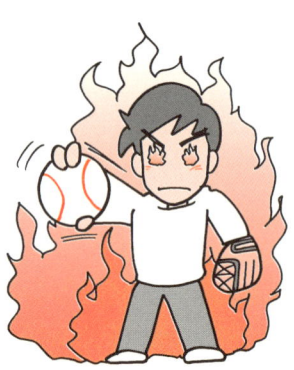

火邪
体が熱くなる影響で，気や津液が損傷する。出血も起こしやすい。

②内因

　内因とは，内から生じる病因をいい，過度の感情を指します。感情は七種あり，怒，喜，憂，思，悲，恐，驚があります。怒は怒りの感情，喜は楽しみ，喜ぶ感情，憂は心が滅入って病むこと，思は深く考えること，悲は心中にたまった思いがふき出すこと，恐は恐れること，驚は驚き，あわてることを意味します。

第1章　東洋医学の考え方

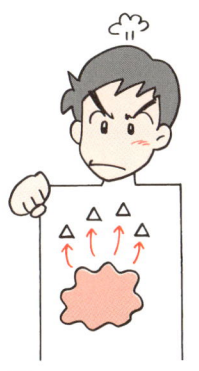

怒
肝が変調し気が上がる。

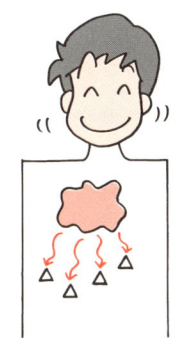

喜
心が変調し気が落ちる。

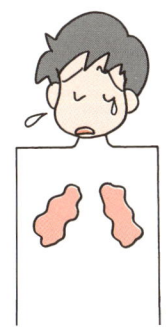

悲・憂
肺が変調し気が巡らなくなる。

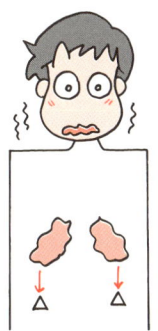

恐
腎が変調し気が落ちる。

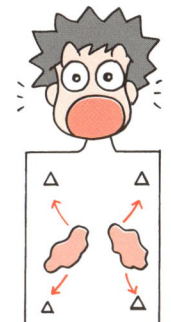

驚
腎が変調し気が乱れる。

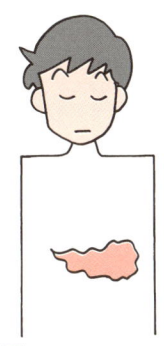

思
脾が変調し気が停滞する。

③不内外因

不内外因は，内因にも外因にも属さない疾病の原因で，社会生活を営む中での病因であり，飲み過ぎ，食べ過ぎ，働き過ぎ，外傷などが含まれます。

6．五行学説

五行とは，世の中の全ての物を木，火，土，金，水の五種の要素に分けることをいいます。

中国の古代人が，日常生活とその生産活動の中から不可欠の基本物質として認識したのが，この五種の物質です。木，火，土，金，水の順で，特定の相手を生ずる（育成する，保護する，援助するなどの働き）関係を五行の相互関係といい，特定の相手を克する（勝つ，抑える，支配するなどの働き）関係を五行の相克関係といいます。

東洋医学では五臓を中心に人体の性質を，五行に配することによって人体と人体以外の外部環境との関連が位置づけられ，自然界との連携が生じ，人体の生理，病理と自然環境とを一緒に理解することで，治療方針の目安にすることがあります。

これを表にまとめたものを五行色体表といいます。

五行色体表

左端の臓と強く関係のあるものを１行に並べている。

五臓	五腑	五行	五季	五神	五竅	五主	五液	五華	五色	五志	五労	五穀	五果
肝	胆	木	春	魂	目	筋	涙	爪	青	怒	歩	麦	スモモ
心	小腸	火	夏	神	舌	脈	汗	顔面	赤	喜	視	黍	杏
脾	胃	土	土用	意	口	肌肉	よだれ	唇	黄	思	座	粟	ナツメ
肺	大腸	金	秋	魄	鼻	皮	鼻水	体毛	白	憂	臥	稲	桃
腎	膀胱	水	冬	志	耳	骨	つば	髪	黒	恐	立	豆	栗
	五臓に対応する腑	五臓が所属する五行	五臓が所属する季節	五臓にやどる神	五臓がからだの外につながる穴	五臓から栄養を受け取る部分	五臓の変調で変化が現れる分泌液	五臓の変調が外見に現れる部分	変調時に皮膚に現れる色	変調を起こす，または変調時の感情	五臓を変調させやすい動作	五臓によい穀物	五臓によい果実

第2章

東洋医学の診察論

1. 弁証論治

　診察→診断→治療の過程を東洋医学では弁証論治といいます。証とは東洋医学独自の考え方で、身体全体の症状を評価したものです。弁証とは疾病から現れるさまざまな情報を分析し、証を決定するという意味です。証が決定すれば、それに合わせた治療が行われます。これを論治といいます。

2. 診察方法

　弁証（証を決定すること）は、四診とよばれる4種類の方法で行われます。四診には、望診、聞診、問診、切診があり、それぞれの診察法を統合して弁証が行われます。証の決め方を弁証法といい、弁証法には数種類あります。最も基本的な弁証法は八網弁証です。

3. 八網弁証とは

　八網とは、表、裏、虚、実、寒、熱、陰、陽の8つをさし、表裏、虚実、寒熱、陰陽それぞれ相対関係にあります。八網弁証は3段階に分かれており、第1段階は表裏を弁証します。病変部位が表（身体の表面）にあるか、裏（身体の内部）にあるかを決定します。

　第2段階では虚実を弁証します。病状が虚（自己にて回復できる能力が弱くなっている状態）にあるか、実（体内に体を悪くするものが多く入っている状態）にあるかを判断します。第3段階では寒熱を弁証します。

　病状が寒（陰が強いか、陽が弱っており冷えを生じている）のか、陽（陰が弱いか、陽が強くなっており熱さを生じている）のかを判断します。陰陽は八網弁証を総括し、すべての病気は陰（裏、寒、虚）か、陽（表、熱、実）に分類されます。

　これらの段階を踏むことで、虚寒、虚、虚熱、実寒、実、実熱の6つの証に分けられ、この後、変調している臓腑の弁証を行い、治療が開始されます。

表裏弁証
表－体の浅い部位に病位がある場合で、悪寒、頭痛、発熱などの症状を呈します。
裏－体の深い部位に病位がある場合で、表の症状がない場合は裏と判断します。

虚実弁証
虚－正気が不足している状態で、体の抵抗力は低下しています。多汗、だるさ

第2章 東洋医学の診察論

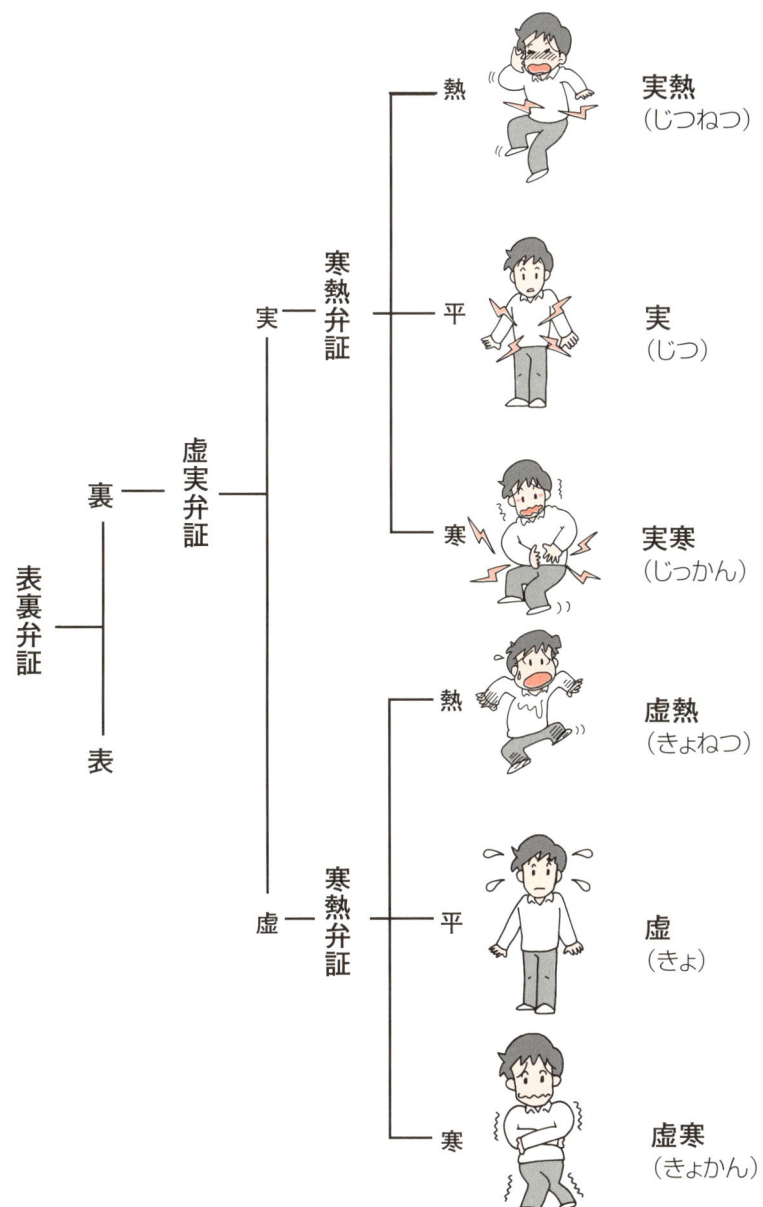

などの症状があります。
実－邪気が亢進している状態か，内因，不内外因が原因で，呼吸のあらさや便秘などの症状があります。

寒熱弁証

虚寒－陽気が不足した状態で，冷え，悪寒，顔面蒼白などの症状があります。

虚－寒，熱の症状がない虚証。

虚熱－体の陰液が不足した状態で，熱感，寝汗，のどの渇きなどの症状があります。

実寒－邪気が体内に深く侵入した状態で，顔面蒼白，悪寒，下痢などの症状があります。

実－寒，熱の症状がない実証。

実熱－暑邪や火邪が体内に深く侵入した状態で，体に熱がこもり，顔のほてりや口の渇きなどの症状があります。

① 四診

Ⅰ．望診（ぼうしん）

望診は，人の顔色や形態の変化をみて，その内部変化を観察し，疾病の性質やその予後を判定する診法です。人の顔色，光沢（つや），表情，目つき，姿勢，動作など，全身から細かい部分まで診察します。望診では舌の状態も重要です。これは，舌診といい，舌の色やつや，厚さ，形状，大きさ，舌表面の形状，舌表面の舌苔の状態，舌の動きなどを診断します。

■舌の形の変化

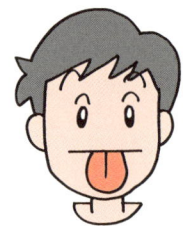

胖大舌（はんだいぜつ）
舌が腫れて大きいもの。舌の硬さや色の具合で津液の不足,心や脾に熱があることが考えられます。

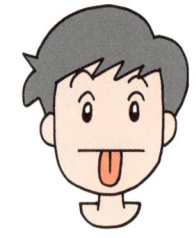

痩薄舌（そうはくぜつ）
舌が痩せて小さく薄いもの。舌の色の具合で気や血の不足，熱がこもっていることが考えられます。

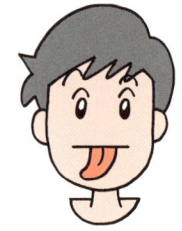

歪斜舌（わいしゃぜつ）
舌を伸ばした時に曲がっているもの。脳血管障害の可能性があります。

第2章 東洋医学の診察論

■舌の色と舌苔

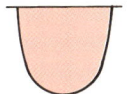

**淡紅舌（たんこうぜつ）
薄い舌苔**
薄いピンク色で正常な状態。舌苔は薄く、赤みが透けてみえます。

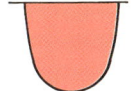

紅舌（べにぜつ）
赤色が強く、熱がこもっている状態です。

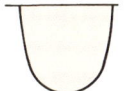

淡白舌（たんぱくぜつ）
舌の色が薄く、陽気や血の不足が考えられます。

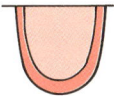

**紅舌
黄厚苔（おうこうたい）**
舌が赤く、舌苔が黄色、熱が非常にこもっている状態です。

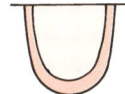

淡紅舌・厚苔（こうたい）
舌の色は薄いピンク色、舌苔が白く厚い。水分が溜まっている状態です。

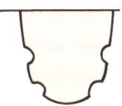

歯痕舌（しこんぜつ）
舌のふちに歯形がつき、でこぼこの状態。気の不足が考えられます。

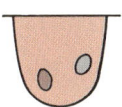

瘀斑舌（おはんぜつ）
赤黒い舌に、青や紫の斑点がある状態。血の巡りが悪くなっています。

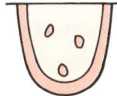

**淡紅舌・膩苔（じたい）
腐苔（ふたい）**
ねっとりとした舌苔、盛り上がった舌苔で循環異常や消化不良が考えられます。

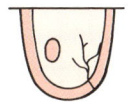

**淡紅舌・剥落舌（はくらくぜつ）
裂紋舌（れつもんぜつ）**
舌苔が剥がれ落ちていたり、割れている状態で、水分不足が考えられます。

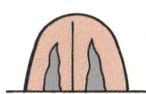

舌下静脈の怒張（どちょう）
舌裏の血管が膨らんでいる。血の巡りが悪い状態です。

Ⅱ．切診（せっしん）

　切診とは、手指や手掌を直接患者に触れて診察する方法です。切診は、脈診と腹診に分けられます。

Ⅲ．脈診（みゃくしん）

　脈診は手首に触れて，脈の数や拍動の状態，強弱など脈の性状を診て，臓腑・経絡（けいらく）の異常を診断するものです。脈診は手首の寸口（すんこう）（橈骨（とうこつ）が手関節付近でふくらんでいるあたり）で脈の状態を診ます。脈診は三本の指を当てます。中指は橈骨がふくらんでいるあたりに当て，これを関（かん）といいます。この際，人差し指側を寸，薬指側を尺といいます。脈診は脈拍数を診るだけではなく，脈象（脈を打っている場所の深さ，強さ，サイクル，リズムなど）を調べます。脈の性状により，病因を推察したり，発熱の度合，予後の判定，病が進行中か回復中かなどの判断をしたり，手技や治療法まで選定する重要な診断法です。健康な脈象を平脈（へいみゃく），脈象（みゃくしょう）に変化がある場合を病脈（びょうみゃく）といいます。

■脈診の方法

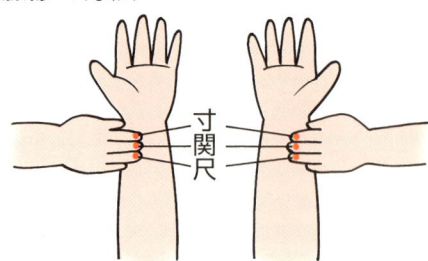

脈診の方法
・人差し指（寸）
・中指（関）
・薬指（尺）
を左右の手首に当て脈を診ます。指の圧力を変える（皮膚を押す，骨の近くまで押す，その中間の3段階）ことで異なった脈象を確認できます。
（図は手首の位置が重要です）

Ⅳ．腹診

　腹診は，臓腑の病変を探る切診（触診）です。患者の足を伸ばして仰向けにし，胸部から腹部の皮膚や皮下組織に触れ，皮膚の温度，湿り気，潤い，ざらざら感などや圧痛，硬結，筋緊張，動悸などを診ます。

■腹診でみられる症状

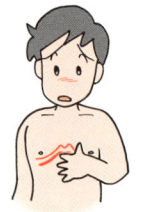

胸脇苦満（きょうきょうくまん）
肋骨の下に張った感じがあり，押すと痛みがある。肝臓，胆道の病気が考えられます。

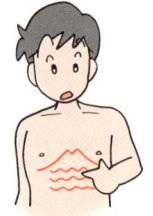

胃内停水（いないていすい）
みぞおちのあたりを叩くと，水が溜まっているような音がします。

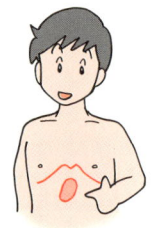

心下痞硬（しんかひこう）
みぞおちにつかえがあり，押すと硬く痛みがある。消化器系の病気が考えられます。

第2章 東洋医学の診察論

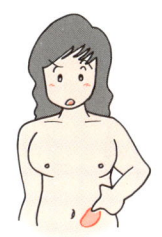

少腹急結（しょうふくきゅうけつ）
左下腹部に硬さがあり，押すと激しい痛みがある。血の巡りが悪く，婦人科系の病気が考えられます。

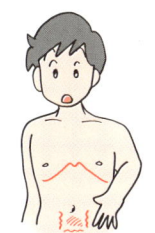

小腹不仁（しょうふくふじん）
下腹部に力がなく，押すと軟らかい。腎臓の病気が考えられます。

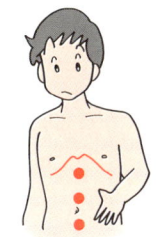

拍動を触れる
拍動を感じる部位で，みぞおち（心下悸）（しんかき），へそのうえ（臍上悸）（さいじょうき），へそのした（臍下悸）（さいかき）があります。

Ⅴ．聞診

聞診は，聴覚と嗅覚で人の呼吸音，発声，発語，口臭，体臭などの状態を観察します。方法は①呼吸と声音を聞く②発声と発語を診る③異常音を聞く④臭いを聞く（嗅ぐ）⑤5声（肝，心，脾，肺，腎）を診るなどがあります。

■声の変化から考えられる病状

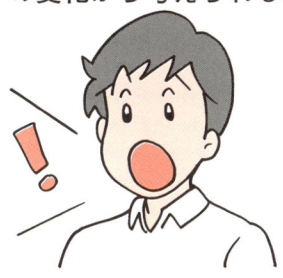

声が大きく，重い感じ
実証にみられます。

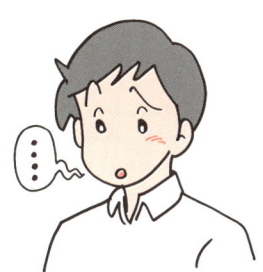

声が小さく，軽い感じ
虚証にみられます。

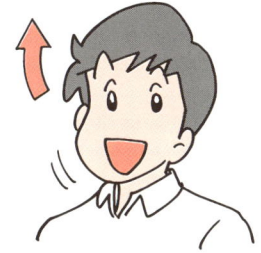

声が甲高い
肺の変調が考えられます。

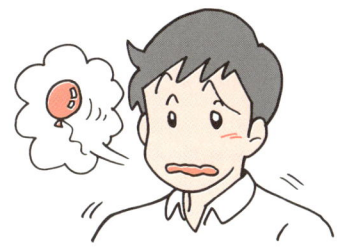

しゃべり方がふわふわしている
腎の変調が考えられます。

■呼吸の変化から考えられる病状

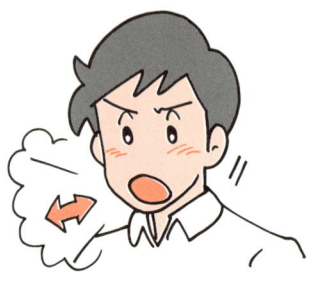

息が荒い
呼吸器系の変調が考えられます。

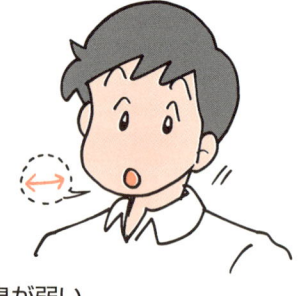

息が弱い
肺，腎の気の不足が考えられます。

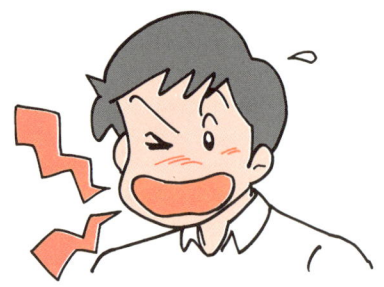

大きな音でゼイゼイ，
息を吐くと楽
肺に痰が溜まり，呼吸困難が
起こっている状態です。

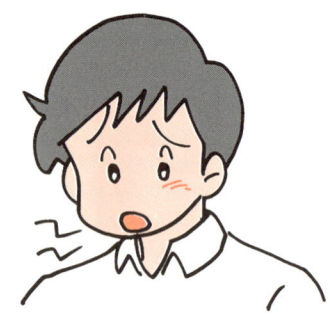

ゼイゼイするが呼吸音が弱い，
呼気が多く吸気が少ない
肺，腎の気の不足が考えられます。

■しゃっくりやげっぷで考えられる病状

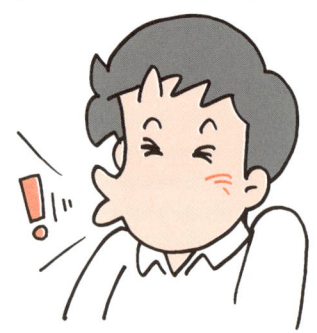

すっぱいにおいのするげっぷ
消化不良が考えられます。

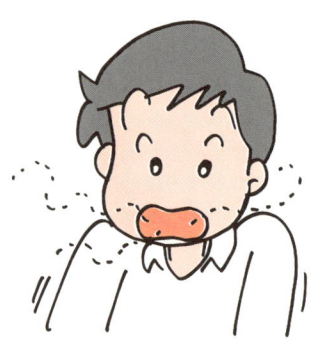

すっぱいにおいの口臭
消化不良が考えられます。

第2章 東洋医学の診察論　35

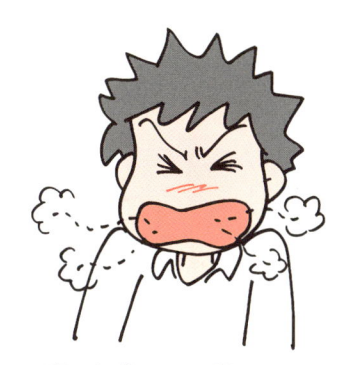

腐った臭いの口臭
歯周病など口の中の変調が考えられます

■10種類の痛みとその原因

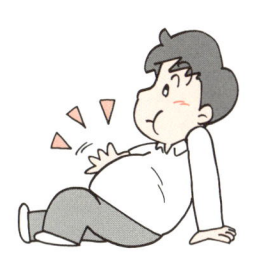

張痛（ちょうつう）
張った感じ，
膨満感を伴う痛みで
気の停滞が原因です。

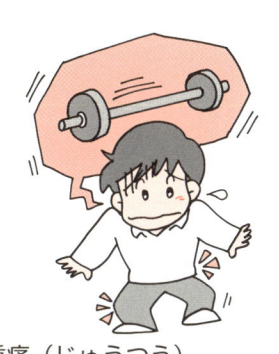

重痛（じゅうつう）
重く感じる痛みで，湿邪が原因で，
頭や腕，足，腰に痛みがでます。

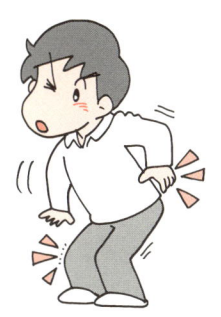

酸痛（さんつう）
だるい痛みで虚証，湿邪が
原因で，膝，腰に痛みがでます。

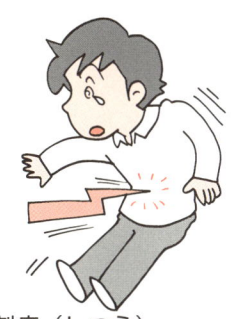

刺痛（しつう）
きりで刺したような痛みで
血の巡りが悪いと起こり，
脇やお腹に痛みがでます。

第1編　東洋医学とは

冷痛（れいつう）
冷えを伴う痛み。寒邪，陽気の不足が原因で，頭，胃，脇に痛みがでます。

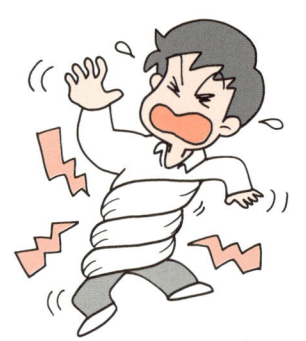

灼痛（しゃくつう）
灼熱感を伴う痛み。火邪，津液の不足が原因で，頭，胃，脇に痛みがでます。

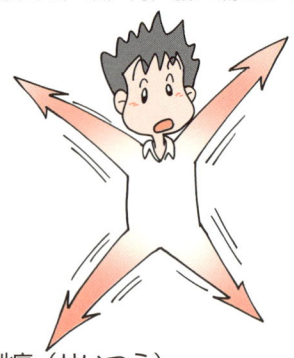

絞痛（こうつう）
絞られるような痛み。血の巡りが悪いときなどに起こり，胸，腹，腰に痛みがでます。

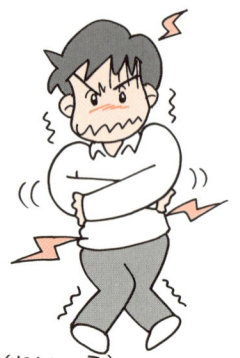

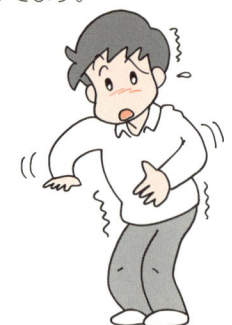

掣痛（せいつう）
引っ張られるような痛み。肝の変調が原因で腕，足に痛みがでます。

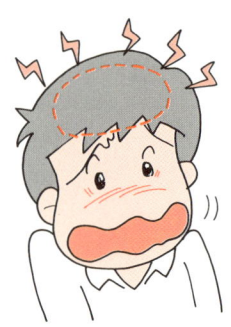

隠痛（いんつう）
がまんできる持続性の痛み。気，血の不足が原因で，頭，お腹，腰に痛みがでます。

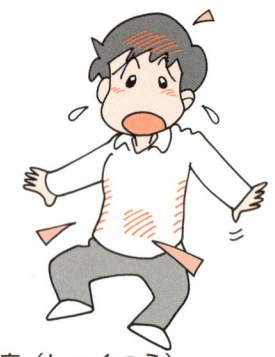

空痛（くうつう）
痛みの部位に空虚感を伴います。気・血・精の不足が原因です。頭に痛みがでます。

■痛みの部位と名称

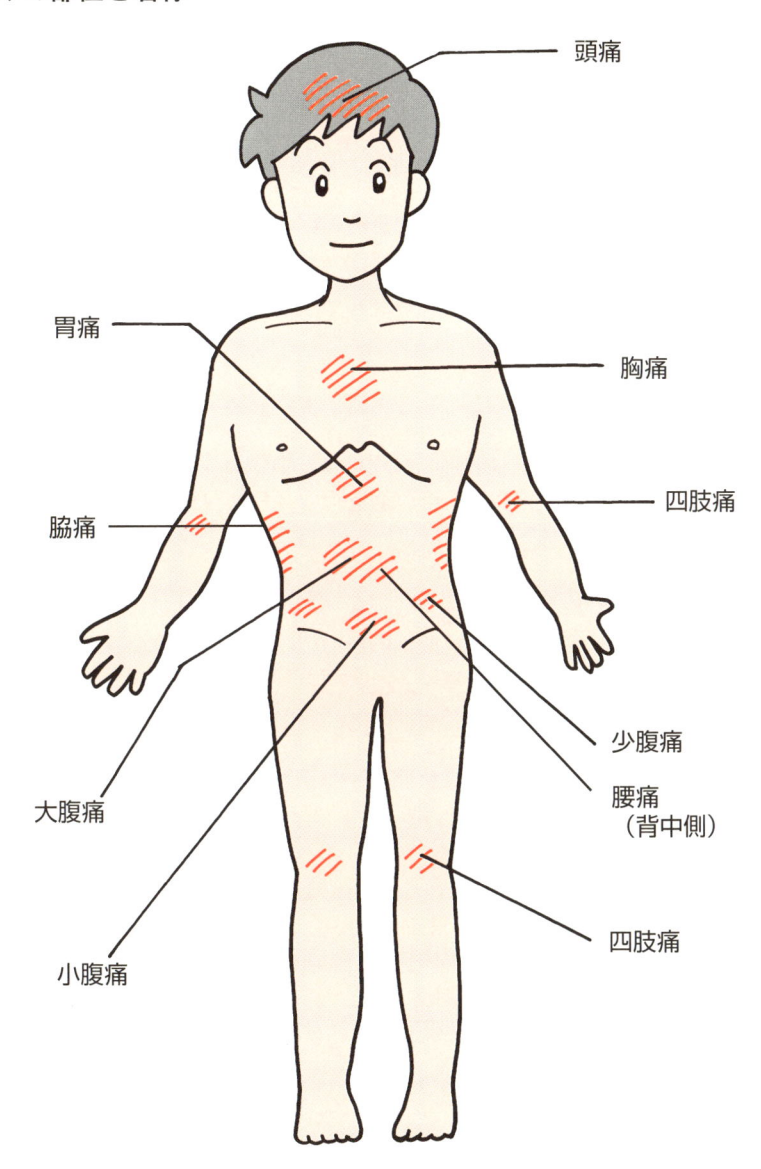

図中ラベル:
- 頭痛
- 胃痛
- 胸痛
- 脇痛
- 四肢痛
- 大腹痛
- 少腹痛
- 腰痛（背中側）
- 小腹痛
- 四肢痛

Ⅵ．問診

　問診とは，患者やその家族に，現在かかっている病気の状態や日常生活の様

子などをたずねて，診断することです。内容は，患者の主訴（一番困っていること），発病の時期，原因，経過，過去の病気などを聞き病気の原因を探るとともに，生活環境，生活スタイル，性格などの情報も収集します。具体的には
　　a 寒熱（寒気，発熱）　　　b 汗の状態　　c 飲食の状況
　　d 二便（大便，小便）の状況　e 疼痛の状況　f 月経の状況
　　g 睡眠の状況などを聞きます。
　この中でも痛みの訴えは重要で，痛みの部位，痛みの性質，痛みの喜悪（痛みには実証と虚証の二種類があり，痛いところを押すと痛みが増強するのは実証の痛み，痛いところを押すと痛みが和らぐのを虚証の痛みと判断します）などを診ます。

4．体質分類

　望診や問診から得られた情報で，体質を分類することができます。自分の体質を把握することで，自身でつぼ刺激を行い，症状改善につなげることができます。

①陰虚（いんきょ）タイプ（体の水分が不足している状態）
　望診：痩せている人が多い，顔色は青いか，頬だけ赤い
　舌診：舌は赤く，舌苔（ぜったい）は少ない
　日常：夜になると手足がほてる

②陽虚（ようきょ）タイプ（体が冷えている状態）
　望診：太っている人が多い，顔色は白く，つやがない
　舌診：舌は淡白舌（たんぱくぜつ）でむくんで大きい
　日常：手足の冷えがある

③気虚（ききょ）タイプ（体のパワーが無い状態）
　望診：顔色は白く，つやがない
　舌診：舌に歯形がついている
　日常：倦怠感がある

④血虚（けっきょ）タイプ（体のエネルギーが無い状態）
　望診：顔色は蒼白，つやがない，唇は白い
　舌診：淡白舌
　日常：めまいがある，手足のしびれがある

⑤実熱タイプ（体がオーバーヒートしている状態）
　望診：がっちりした体つき，顔色は赤い
　舌診：舌は赤い，舌苔は黄色
　日常：声が大きい，ほてりやすい
⑥血瘀タイプ（体の血行が不良している状態）
　望診：顔色は黒く，肌が荒れている，唇は青い
　舌診：舌は紫，青，濁った赤色に青色や紫の斑点がある
　日常：肩こりや慢性的な痛みがある
⑦痰湿タイプ（体がだるく，重たい状態）
　望診：太った人が多い，むくみがある
　舌診：舌苔がねっとりし，厚い
　日常：身体が重だるい
⑧気滞タイプ（体にストレスが溜まっている状態）
　望診：イライラしている
　舌診：特にない
　日常：怒りやすい，肋骨の下からみぞおちが張って痛む

5．治療に使うつぼ

　各症状に対して使用するつぼを紹介します。症状はそれぞれ虚証（体が弱っている状態）と実証（体の中に悪影響を及ぼすものが入っている状態）に分けて症状と効果のあるつぼを記載しています。
①頭痛
　a 虚証による頭痛
　　（症状）
　　主要症状－頭痛（鈍痛），疲れると増強
　　舌 脈 症状－舌色が薄く白い，脈が細く，弱い
　　随伴症状－倦怠感，無力感，息切れ，食欲不振
　　（効果のあるつぼ）（付録参照）
　　百会(p.264)，心兪(p.255)，脾兪(p.255)，足三里(p.251)，三陰交(p.252)
　b 実証による頭痛
　　（症状）

主要症状－頭の前側が痛む，頭がぼんやりする

舌脈症状－舌苔が厚い，脈が速い

随伴症状－胸が苦しい，胃のつかえ，悪心，嘔吐，泥状便

(効果のあるつぼ)　(付録参照)
中脘(p.266)，豊隆(p.251)，合谷(p.250)，百会(p.264)，頭維(p.251)

② 不眠

　a 虚証による不眠

　　(症状)

　　主要症状－不眠または少し眠ると目が覚める

　　舌脈症状－舌は赤く，舌苔は少ない，脈は細く，弱い

　　随伴症状－口やのどの渇き，めまい，寝汗，耳鳴り

　　(効果のあるつぼ)　(付録参照)
　　大陵(p.259)，太渓(p.258)，神門(p.253)，太衝(p.263)，三陰交(p.252)

　b 実証による不眠

　　(症状)

　　主要症状－眠りが浅い，多夢，よく目が覚める

　　舌脈症状－舌は赤い，舌苔が厚く，黄色い，脈が速い

　　随伴症状－胸が苦しい，胃のつかえ，めまい

　　(効果のあるつぼ)　(付録参照)
　　中脘(p.266)，豊隆(p.251)，内関(p.259)，陰白(p.252)

③ 肩こり

　a 虚証による肩こり

　　(症状)

　　主要症状－肩こり

　　舌脈症状－舌色が淡い，舌苔が薄い，脈が細い

　　随伴症状－めまい，眼精疲労，目のかすみ，目の渇き

　　(効果のあるつぼ)　(付録参照)
　　至陽(p.264)，天柱(p.255)，肩井(p.261)，三陰交(p.252)，血海(p.252)

　b 実証による肩こり

　　(症状)

　　主要症状－肩こり

　　舌脈症状－舌の赤みが暗紅色または紫

　　随伴症状－気分がふさぐ，怒りっぽい，胸脇苦満，よくため息をつく

第 2 章　東洋医学の診察論

（効果のあるつぼ）（付録参照）
至陽(p.264)，肩井(p.261)，膈兪(p.255)，太衝(p.263)，陽陵泉(p.261)

④胃痛

　a 虚証による胃痛

　　（症状）

　　主要症状－胃の鈍痛，温めたり，押さえたりすると少し楽になる，冷やすと痛みが増強する

　　舌脈症状－舌に歯形がつく，舌苔は薄く，白い，脈は細く，遅い

　　随伴症状－倦怠，無力感，精神疲労，寒がり，四肢の冷え，泥状便，食欲不振

　　（効果のあるつぼ）（付録参照）
　　胃兪(p.255)，中脘(p.266)，足三里(p.251)，内関(p.259)，公孫(p.252)

　b 実証による胃痛

　　（症状）

　　主要症状－激しい胃痛，温めると軽減する

　　舌脈症状－舌苔は白い，脈は硬い

　　随伴症状－冷やすと胃痛は増強する，口渇はない，熱いものを飲みたくなる

　　（効果のあるつぼ）（付録参照）
　　中脘(p.266)，足三里(p.251)，内関(p.251)，梁丘(p.251)，合谷(p.250)

⑤食欲不振

　a 虚証による食欲不振

　　（症状）

　　主要症状－空腹感はあるが食欲がない

　　舌脈症状－舌色は淡い，舌苔は少ない，脈は細く，少ない

　　随伴症状－口は乾くが，飲みたがらない，唇や舌の乾燥，便秘

　　（効果のあるつぼ）（付録参照）
　　足三里(p.251)，解渓(p.251)，太渓(p.258)，胃兪(p.255)

　b 実証による食欲不振

　　（症状）

　　主要症状－悪心，嘔吐

　　舌脈症状－舌色は淡い，舌苔は厚く，黄色い，脈は細く，軟らかい

　　随伴症状－上腹部のつかえ，軟便，疲労，倦怠感

　　（効果のあるつぼ）（付録参照）

中脘(p.266),足三里(p.251),曲池(p.250),陰陵泉(p.252),三陰交(p.252)

⑥めまい

 a 虚証によるめまい

  （症状）

  主要症状－よくめまいが起こる，横になると軽減する，疲れると誘発する

  舌脈症状－舌色は淡い，脈は細い

  随伴症状－顔面蒼白，唇や爪は白い，息切れ，疲労感，不眠，食欲不振

  （効果のあるつぼ）（付録参照）

  百会(p.264),脾兪(p.255),膈兪,(p.255)足三里(p.251),三陰交(p.252)

 b 実証によるめまい

  （症状）

  主要症状－めまい，耳鳴り，怒ると症状が増強

  舌脈症状－舌色は淡い，舌苔は黄色い，脈に弾力がある，または舌色は赤い，舌苔は少ない，脈は硬く，細い

  随伴症状－いらいらする，怒りっぽい，不眠，多夢，顔面紅潮，寝汗

  （効果のあるつぼ）（付録参照）

  風池(p.262),侠渓(p.261),陽輔(p.261),太衝(p.263),太渓(p.258)

⑦倦怠感

 a 虚証による倦怠感

  （症状）

  主要症状－倦怠，特に腕や足に力が入らない，食後のだるさ

  舌脈症状－舌色は淡く，歯形がある，舌苔は白い，脈は弱い

  随伴症状－顔色は黄色い，食欲不振，泥状便，息切れ

  （効果のあるつぼ）（付録参照）

  関元(p.266),気海(p.266),中脘(p.266),三陰交(p.252),足三里(p.251)

 b 実証による倦怠感

  （症状）

  主要症状－倦怠，無力感，動くと息切れする

  舌脈症状－舌は大きく，舌色は淡い，脈は深く，細い

  随伴症状－肥満，寒がり，顔色は白い，下肢のむくみがある

  （効果のあるつぼ）（付録参照）

  関元(p.266),中脘(p.266),陰陵泉(p.252),足三里(p.251),豊隆(p.251)

第3章

経絡とつぼ

1. 経絡とつぼ

経絡とは,体内の気血が流れる通路のことであり,人体を縦方向に走る経脈と,経脈から分枝して,身体各部に広く分布する絡脈を総称するものです。経絡が人体の内外を網のように連絡することで,全身に気血を巡らせ,身体を養い,規則正しい生理活動を維持することができます。経絡に現れた反応により,病態を予測・把握し経絡を通じて治療を施すことができます。

2. つぼ(経穴)について

つぼ(経穴)は十四経脈(正経十二経脈・督脈・任脈)に所属し,各つぼそれぞれの持ち部位が決まっています。つぼ(経穴)は疾病の際に何らかの反応を表す点であり,治療を行う点でもあります。そして,経脈と機能的なつながりを持ち,経脈を通じて臓腑と関連があると考えられています。よって,つぼ(経穴)とは,疾病の際の反応点であり,診断点,治療点でもあります。

■つぼの効果

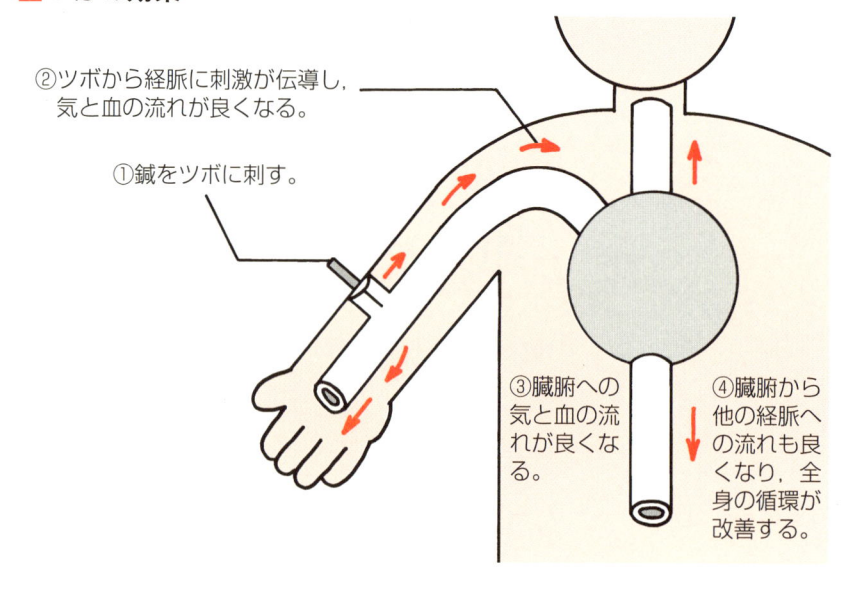

②ツボから経脈に刺激が伝導し,気と血の流れが良くなる。

①鍼をツボに刺す。

③臓腑への気と血の流れが良くなる。

④臓腑から他の経脈への流れも良くなり,全身の循環が改善する。

第3章　経絡とつぼ

■経絡を使って治療する

①正経十二経脈（付録P.249参照）

　　Ⅰ．手の太陰肺経　　　Ⅱ．手の陽明大腸経　　Ⅲ．足の陽明胃経
　　Ⅳ．足の太陰脾経　　　Ⅴ．手の少陰心経　　　Ⅵ．手の太陽小腸経
　　Ⅶ．足の太陽膀胱経　　Ⅷ．足の少陰腎経　　　Ⅸ．手の厥陰心包経
　　Ⅹ．手の少陽三焦経　　Ⅺ．足の少陽胆経　　　Ⅻ．足の厥陰肝経

　経絡のうち代表的なものに正経十二経脈があります。正経十二経脈は，各々が臓腑と連絡しており，臓腑に気血を巡らせることで正常に機能させます。臓腑は各々が独立していながらも経脈を通じて連絡し合い，人体を循環する一本の環になります。

　また，六臓六腑（五臓に心を包む膜の心包を加える）の1つに属し，その臓腑と陰陽関係にある臓腑のパイプの役目をしています。12本の経脈のうち，手を通る6本を手経，足を通る6本を足経といいます。手経，足経はそれぞれ3本の陰経と陽経に分かれています。陽経は六腑に，陰経は六臓につながっています。

　正経十二経脈の名称は，所属する臓腑，手を通るか，足を通るか，陰経か陽経かで決定します。正経十二経脈は，体の浅いところと深いところを走行しており，皮膚近くを走行しているところにつぼがあり，深いところを走行している部分は臓腑を通過し，支脈を形成します。

②奇経八脈（付録P.264参照）

　　Ⅰ．督脈　　　Ⅱ．任脈　　　Ⅲ．衝脈　　　Ⅳ．帯脈
　　Ⅴ．陰蹻脈　　Ⅵ．陽蹻脈　　Ⅶ．陰維脈　　Ⅷ．陽維脈

　もう1種類の経脈に8本の奇経八脈があります。奇形八脈は臓腑とはつながっておらず，正経十二経脈と交差しながら伸びて，経脈どうしを協調させる働きをします。督脈と任脈にはつぼがありますが，他の奇脈にはつぼはなく，他の経脈のつぼを結ぶように走ります。

■骨度法

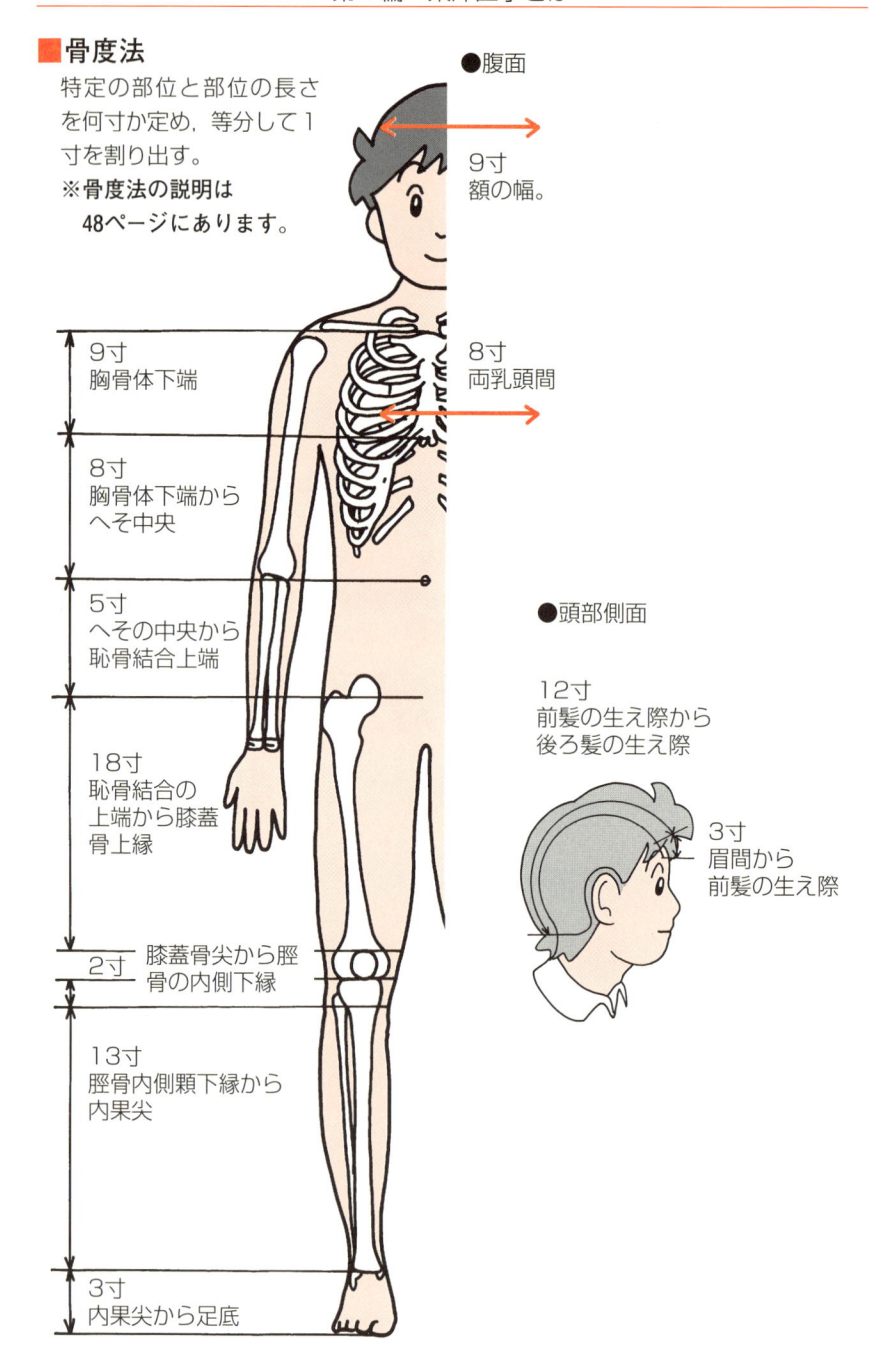

特定の部位と部位の長さを何寸か定め，等分して1寸を割り出す。

※骨度法の説明は48ページにあります。

●腹面

9寸
額の幅。

9寸
胸骨体下端

8寸
両乳頭間

8寸
胸骨体下端から
へそ中央

5寸
へその中央から
恥骨結合上端

18寸
恥骨結合の
上端から膝蓋
骨上縁

2寸　膝蓋骨尖から脛
骨の内側下縁

13寸
脛骨内側顆下縁から
内果尖

3寸
内果尖から足底

●頭部側面

12寸
前髪の生え際から
後ろ髪の生え際

3寸
眉間から
前髪の生え際

第3章 経絡とつぼ

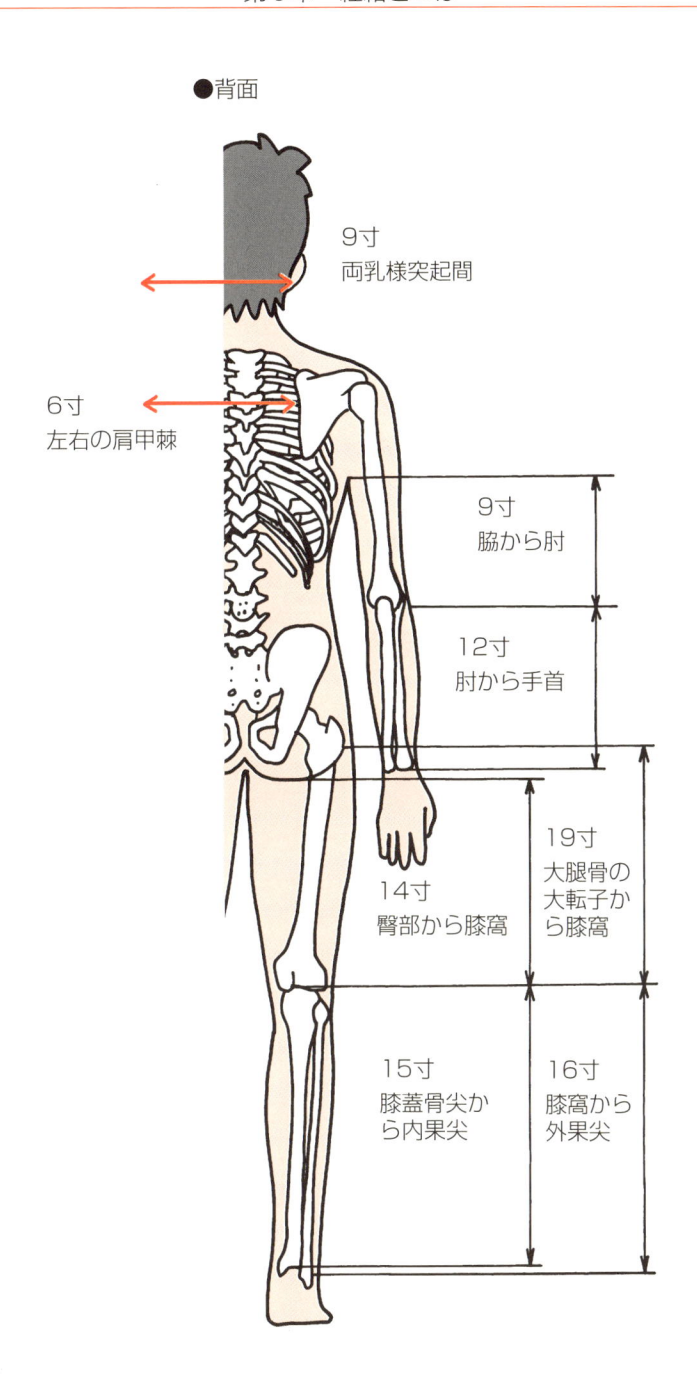

●背面

9寸
両乳様突起間

6寸
左右の肩甲棘

9寸
脇から肘

12寸
肘から手首

14寸
臀部から膝窩

19寸
大腿骨の大転子から膝窩

15寸
膝蓋骨尖から内果尖

16寸
膝窩から外果尖

第1編 東洋医学とは

3．つぼの決定のしかた

　つぼの長さや位置は，個体ごとに身長の高低や体型があるように，人によってつぼの長さも異なってきます。そこで，各自の身体から算出された部位の比率，
　①骨度法　②同身寸法　③解剖学的指標
　の３つの方法を用いて位置を特定します。

Ⅰ．骨度法：特定の部位の長さを等分し，寸という長さを割り出して，つぼの位置を決める単位にする方法です。
Ⅱ．同身寸法：治療を受ける人の指の長さや幅から寸を割り出す方法です。
Ⅲ．解剖学的指標：身体の決まった部分を指標にする方法です。骨や器官，髪の生え際などを固定指標，しわやくぼみなどを移動指標をいいます。

4．治療に使用するつぼ

　経穴の中でも，特に重要な作用をもつとされているものがあり，それらを総称して要穴といいます。要穴は，五要穴，五兪穴，五行穴，四総穴，八会穴などのグループがあります。

①五要穴

Ⅰ．原穴（げんけつ）：原穴とは，原気（元気）が多く集まるところです。原穴には生命の基本である原気（元気）の状態が現れます。
Ⅱ．郄穴（げきけつ）：郄穴は，骨や筋肉のすきまにあり，急性症状の反応点・診断点・治療点とされています
Ⅲ．絡穴（らくけつ）：絡穴とは，本経脈が他の経脈と連絡するために分枝するところで，経脈の虚実を反映し，慢性疾患の反応がよく現れるため，慢性症状の反応点・診断点・治療点として広く用いられます。
Ⅳ．募穴（ぼけつ）：募穴は，臓腑の気が多く集まるところで，すべて陰の部（胸腹部）にあり，臓腑にそれぞれ一つずつあり，対応する六臓六腑に強く結びついています。
Ⅴ．兪穴（ゆけつ）（背部兪穴）：兪穴とは，臓腑の気が注ぐところで，すべて陽の部（背腰部）の足の太陽膀胱経上にあり，六臓六腑と強く結びついています。

主要な要穴と配置されている十二経脈

十二経脈	手の太陰肺経	手の陽明大腸経	足の陽明胃経	足の太陰脾経	手の少陰心経	手の太陽小腸経	足の太陽膀胱経	足の少陰腎経	手の厥陰心包経	手の少陽三焦経	足の少陽胆経	足の厥陰肝経
原穴（げんけつ）	太淵（たいえん）	合谷（ごうこく）	衝陽（しょうよう）	太白（たいはく）	神門（しんもん）	腕骨（わんこつ）	京骨（けいこつ）	太渓（たいけい）	大陵（だいりょう）	陽池（ようち）	丘墟（きゅうきょ）	太衝（たいしょう）
郄穴（げきけつ）	孔最（こうさい）	温溜（おんる）	梁丘（りょうきゅう）	地機（ちき）	陰郄（いんげき）	養老（ようろう）	金門（きんもん）	水泉（すいせん）	郄門（げきもん）	会宗（えそう）	外丘（がいきゅう）	中都（ちゅうと）
絡穴（らくけつ）	列欠（れっけつ）	偏歴（へんれき）	豊隆（ほうりゅう）	公孫（こうそん）	通里（つうり）	支正（しせい）	飛揚（ひよう）	大鐘（だいしょう）	内関（ないかん）	外関（がいかん）	光明（こうめい）	蠡溝（れいこう）
募穴（ぼけつ）	中府（ちゅうふ）	天枢（てんすう）	中脘（ちゅうかん）	章門（しょうもん）	巨闕（こけつ）	関元（かんげん）	中極（ちゅうきょく）	京門（けいもん）	膻中（だんちゅう）	石門（せきもん）	日月（じつげつ）	期門（きもん）
井穴（いけつ）	少商（しょうしょう）	商陽（しょうよう）	厲兌（れいだ）	隠白（いんぱく）	少衝（しょうしょう）	少沢（しょうたく）	至陰（しいん）	湧泉（ゆうせん）	中衝（ちゅうしょう）	関衝（かんしょう）	足竅陰（あしきょういん）	大敦（だいとん）
栄穴（えいけつ）	魚際（ぎょさい）	二間（じかん）	内庭（ないてい）	大都（だいと）	少府（しょうふ）	前谷（ぜんこく）	足通谷（あしつうこく）	然谷（ねんこく）	労宮（ろうきゅう）	液門（えきもん）	俠渓（きょうけい）	行間（こうかん）
兪穴（ゆけつ）	太淵（たいえん）	三間（さんかん）	陥谷（かんこく）	太白（たいはく）	神門（しんもん）	後渓（こうけい）	束骨（そっこつ）	太渓（たいけい）	大陵（だいりょう）	中渚（ちゅうしょ）	足臨泣（あしりんきゅう）	太衝（たいしょう）
経穴（けいけつ）	経渠（けいきょ）	陽渓（ようけい）	解渓（かいけい）	商丘（しょうきゅう）	霊道（れいどう）	陽谷（ようこく）	崑崙（こんろん）	復溜（ふくりゅう）	間使（かんし）	支溝（しこう）	陽輔（ようほ）	中封（ちゅうほう）
合穴（ごうけつ）	尺沢（しゃくたく）	曲池（きょくち）	足三里（あしさんり）	陰陵泉（いんりょうせん）	少海（しょうかい）	小海（しょうかい）	委中（いちゅう）	陰谷（いんこく）	曲沢（きょくたく）	天井（てんせい）	陽陵泉（ようりょうせん）	曲泉（きょくせん）
背兪穴（はいゆけつ）	肺兪（はいゆ）	大腸兪（だいちょうゆ）	胃兪（いゆ）	脾兪（ひゆ）	心兪（しんゆ）	小腸兪（しょうちょうゆ）	膀胱兪（ぼうこうゆ）	腎兪（じんゆ）	厥陰兪（けっちんゆ）	三焦兪（さんしょうゆ）	胆兪（たんゆ）	肝兪（かんゆ）

郄穴は，ほかに交信（陰蹻脈），築賓（陰維脈），陽交（陽維脈）がある。
絡穴は，ほかに大包（脾経），長強（督脈），鳩尾（任脈）がある。
背兪穴は膀胱経にあるが，それぞれの臓腑とつながりが強い。
※要穴は必ずしもその同名の臓腑の経脈上にあるのではない。

第4章

鍼,灸治療の実際

1. 鍼治療について

　鍼治療は、鍼を使用し、体の一定部位（つぼ）に刺激を与える治療方法です。日本では毫鍼（ごうしん）と呼ばれる細い針が一般的に用いられます。毫鍼の長さは30〜60mm程度、太さは0.14〜0.24mm程度です。

　刺す深さ、角度は治療部位や目的で変化し、深さは5〜30mm程度、角度は直角、斜め、平行刺入などがあります。

　日本の鍼治療では、主に管鍼法（かんしんほう）が使われます。管鍼法とは鍼を鍼よりやや短い管に入れ、わずかに出た柄の部分を叩打し、つぼに挿入する方法です。毫鍼は一般的にステンレスの鍼にプラスチックの柄がついたものが使用され、ほとんどがディスポーザブル（使い捨て）の鍼が使用されます。

　手技の中には、刺した鍼を回転させたり、しばらくの間（5〜10分）針を刺したままにしておく療法や、鍼に低周波を流し、つぼを刺激する方法などがあります。

　また、特殊な鍼治療として、つぼに刺したままの状態にしておく、皮内鍼（ひないしん）や円皮鍼（えんぴしん）、鍼を刺さずに、突起物などで皮膚を刺激する接触鍼（せっしょくしん）（小児の治療には小児鍼（しょうにしん）と呼ぶ）などがあります。

■管鍼法の手順

　管鍼を使えば、非常に細い針でも確実につぼに打つことができ、痛みも少ないです。

　鍼を打つ前と打った後には、施術部位が消毒されます。

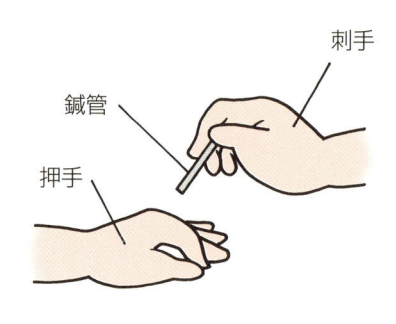

①押手を施術部位（つぼ）に置く。

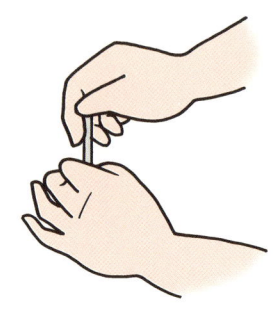

②押手の親指と人さし指の間に、刺手で鍼の入った鍼管を立てる。

第4章　鍼，灸治療の実際　　　53

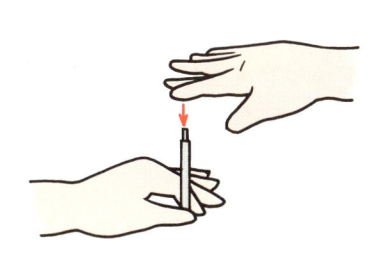

③少し突き出た鍼の頭を刺手の人差し指で軽くたたいて，つぼに挿入する。

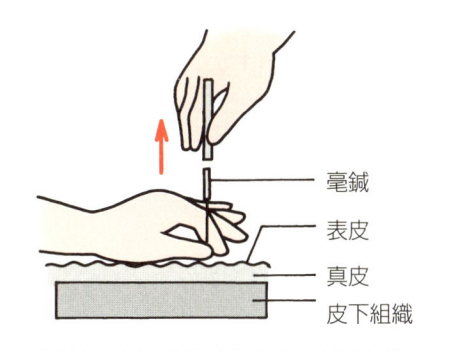

④鍼がつぼに挿入されたら，鍼管を取り去る。

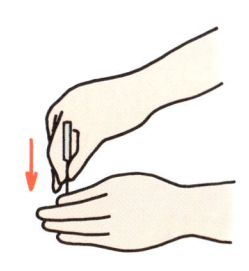

毫鍼
表皮
真皮
皮下組織

⑤親指と人さし指で鍼を軽く力を入れながら，目的の深さまで刺し入れる。

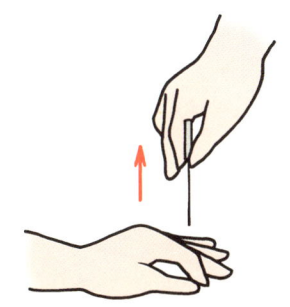

⑥鍼の周囲の皮膚を押手で軽く押しながら，刺手で鍼を抜く。

2．灸治療について

　灸治療は，もぐさを燃やした熱刺激でつぼを刺激する方法です。もぐさは50〜60度程度の熱でゆっくりと燃えるため，つぼの刺激に効果があります。
　もぐさはヨモギの葉の裏面にある毛茸と腺毛からできています。5〜8月頃にヨモギを採取し，葉のみを乾燥させ，それを石臼でひいて，ふるいにかけ，不純物を除去すると良質のもぐさができます。良質のもぐさほど一定の温度でゆっくりと燃え続けます。また，もぐさを一定期間寝かせることで，油分が揮発し，ゆっくり燃えるもぐさとなります。

第1編　東洋医学とは

灸をすえるときは，必要量を指先でつまみ，円錐形にひねって使います。これを艾炷（がいしゅ）といいます。与えたい刺激の強弱により，もぐさの量を調整します。1回分の艾炷が燃え終わるまでを1壮（そう）といい，多くは3～5壮すえます。灸痕（きゅうこん）が残る灸を有痕灸（ゆうこんきゅう），残らない灸を無痕灸（むこんきゅう）といいます。

①有痕灸

有痕灸とは，灸痕を残す施術法で，直接皮膚の上に艾炷を置いて施術します。有痕灸のうち透熱灸（とうねつきゅう）は最も一般的で，皮膚の上に艾炷を立て，線香で火を付けます。艾炷の大きさは米粒大程度で，感じる熱感もごくわずかです。

透熱灸は点灸（てんきゅう）とも呼ばれ，つぼの位置をあらかじめ専用のペンで印（灸点（きゅうてん））をつけておき，その位置に艾炷を置く方法を用います。

そのほかの有痕灸として，イボ，ウオノメなどを直接焼き切る焦灼灸（しょうしゃくきゅう）や，意図的に火傷を作り，化膿させ生体の防御機能を高める打膿灸（だのうきゅう）などがあります。

■透熱灸のすえ方

連続して灸をすえるときには，線香を人差し指と中指とくすり指の間に挟んで続ける。

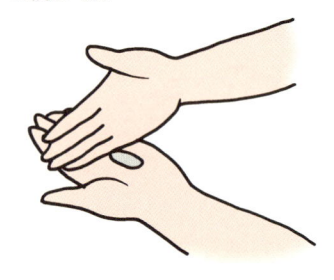

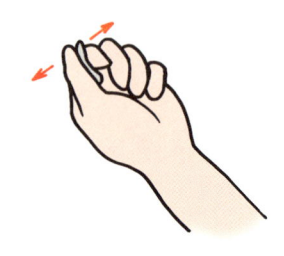

①もぐさを手にとり，形を整える。

②もぐさをひねって，円錐形にする。

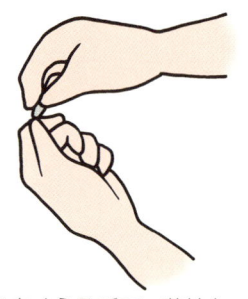

③灸をすえる手で，艾炷をつまむ。

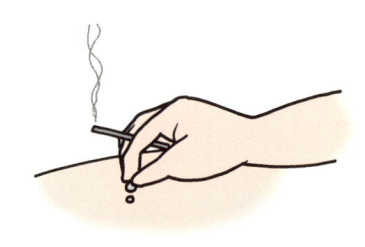

④艾炷をすえる。

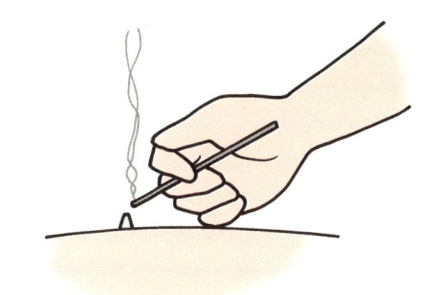

⑤線香で点火する。

②**無痕灸**

　無痕灸とは，灸痕を残さず，気持ちのよい刺激を与えて，効果的な生体反応を期待する目的で行うもので，灸が燃え尽きる前に皮膚から取り去るタイプと，皮膚にもぐさを直接置かないタイプがあります。取り除くタイプの灸は知熱灸といい，艾炷を直接皮膚の上に置き，点火した後，気持ちが良いと感じたところで消火する方法です。艾炷を8割程度燃やして消火すれば八分灸，9割程度燃やして消火すれば九分灸と呼ばれます。すえ方は透熱灸と同じです。直接置かないタイプの灸は様々な種類があり，間接灸と呼ばれます。もぐさを和紙などで棒状に巻き，先端を燃焼させて患部に近づけ温熱刺激を与える棒灸や艾炷と皮膚との間に物（にんにく，塩，味噌，くるみ，生姜，ニラ，ビワの葉など）を置いて施術する隔物灸などがあります。

■知熱灸のすえ方

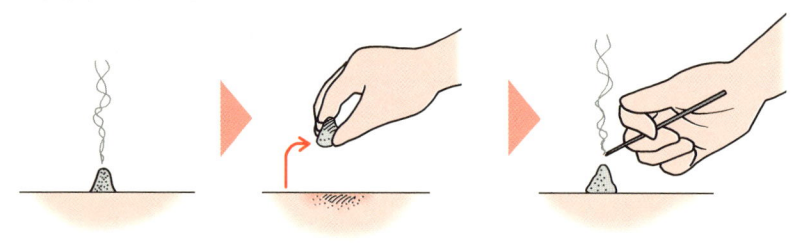

多めのもぐさを燃やす。

強めの熱を感じたところで，もぐさ全体を取り去る。

すぐに同じ場所に新しいもぐさを置いて，火をつける。

第2編

はり師・きゅう師国家試験問題

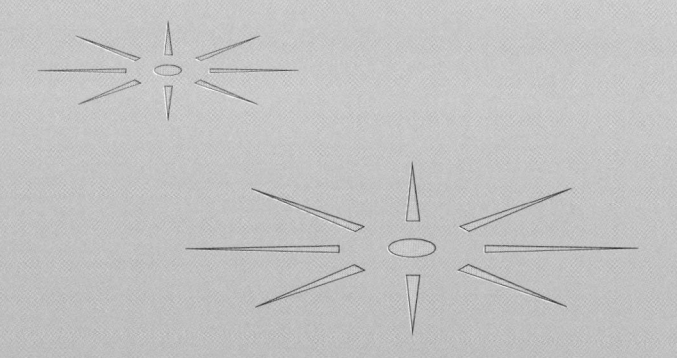

専門基礎科目について

　鍼灸師国家試験での専門基礎科目は，
　　①医療概論
　　②衛生学・公衆衛生学
　　③関係法規
　　④解剖学
　　⑤生理学
　　⑥病理学
　　⑦臨床医学総論
　　⑧臨床医学各論
　　⑨リハビリテーション医学
の9科目があります。
　問題内容は，
　　①の医療制度
　　②の環境，保健，消毒など衛生学
　　③の鍼灸師資格取得時の免許，業務に関する法的制度に対応する問題
　　④の人体の筋肉，骨，血管，神経の種類や機能
　　⑤の人体の生理学的機能
　　⑥の人体に起こる症状や原因
　　⑦の実際の診察法や治療法
　　⑧の各疾患の症状
　　⑨のリハビリテーション
の内容など多岐にわたり，制度上の問題や実際の業務に関する知識に対する問題が多く出題されております。
　そのため，国家試験対策としては，西洋医学，東洋医学を分けることなく幅広い学習方法が必要です。実際に鍼灸師としての業務を開始されたときに困ることがないような勉強方法が得策ではないかと考えます。
　鍼灸師は独立開業できる資格ですので，業務遂行時に必要な基礎を徹底的に習得することで，資格取得後も様々な疾患の患者に対応することができます。また，施設運営時の問題点の把握が国家試験で求められていることであると認識し，専門基礎科目に挑んで頂くことが，最良であると考えます。
　本書では国家試験の問題と解説を羅列しておりますが，それだけでは問題の

理解に不十分であると思われる方に対し，問題を解くに際し，参考となる図書を以下に記載させて頂きますので，ぜひご参考にしてください。

①医療概論
　　医歯薬出版　中川米造監修　医療概論

②衛生学・公衆衛生学
　　医歯薬出版　松本幸久他著　衛生学・公衆衛生学

③関係法規
　　医歯薬出版　社団法人東洋医学療法学校協会他偏　関係法規

④解剖学
　　医歯薬出版　河野邦雄他偏　解剖学

⑤生理学
　　医歯薬出版　佐藤優子他著　生理学
　　医学書院　中野昭一他著　生理学

⑥病理学
　　医歯薬出版　畠山茂著　病理学概論

⑦臨床医学概論
　　医歯薬出版　奈良信雄著　臨床医学概論

⑧臨床医学各論
　　医歯薬出版　椎名晋一著　臨床医学各論

⑨リハビリテーション医学
　　医歯薬出版　椎名晋一著　リハビリテーション医学
　　南江堂　三上真弘偏　リハビリテーション医学

第1章

専門基礎科目

1．医療概論

> **項目とポイント（カッコ内が重要ポイントです）**
> 医療概論では,
> 1．現代の医療と社会（① 医療経済）
> 2．社会保障制度（① 医療保険のしくみ ② 公費負担医療 ③ 介護サービス行政）
> 3．医療倫理（① 施術者としての倫理）
> の項目に分かれています。

【問題1】医療従事者の倫理として適切でないのはどれか。

1. 守秘義務がある。
2. 患者の要求を優先する。
3. 情報提供と説明を十分に行う。
4. 援助者としての立場をとる。

解説

2．医療従事者は患者に対して、受ける治療内容を、患者が理解できるように十分にかつわかりやすく説明し、そのうえで患者の自由な選択としての同意を得なければならない。

【問題2】介護保険について誤っている記述はどれか。

1. 介護認定は市町村に申請する。
2. 要介護のレベルは5段階ある。
3. ケアプランは利用者が作成することはできない。
4. 短期入所サービスは居宅者に対するサービスの1つである。

解説

3．ケアプランは利用者が作成することができる。

【問題3】大企業（700人以上）の従業員を対象としている医療保険の保険者はどれか。

1. 健康保険組合
2. 全国健康保険協会
3. 共済組合
4. 国民健康保険組合

解説

1．健康保険は、組合管掌保険と政府管掌健康保険に分けられ、大企業の従業員を対象とした医療保険（組合管掌保険）の保険者は健康保険組合である。

【問題4】QOLの考え方から最も遠いのはどれか。

1. 緩和ケア
2. 自然死

――――――――――― 解答 ―――――――――――

解答は次ページ下欄にあります。

3．尊厳死
4．延命治癒

解説

QOL（Quality of Life）とは人間としての生命の質を問題にして，量的な評価ではなく，質を評価し，向上させる考え方である．

【問題5】我が国の医療保険制度で誤っている記述はどれか．
1．被用者保険本人は7割給付である．
2．財源はすべて保険料でまかなわれる．
3．国民全員が加入する．
4．保険料は所得に応じて決定される．

解説

2．財源は保険料，公費，自己負担によってまかなわれる．

【問題6】我が国の公的負担医療制度に定められていないのはどれか．
1．労災患者の入院医療費．
2．措置入院された精神障害者の入院医療費．
3．入院勧告された結核患者の入院医療費．
4．未熟児の入院医療費．

解説

医療保障には，医療保険ならびに高齢者の医療の確保に関する法律（後期高齢者医療制度）に基づく給付のほかに，生活保護法による医療扶助，あるいは法律ならびに予算措置に基づく公費による医療の負担が含まれる．

医療の公費負担の主なものには，感染症の予防及び感染症の患者に対する医療に関する法律，児童福祉法，精神保健及び精神障害者福祉に関する法律などがある．労働者災害補償（労災）の費用負担は使用者となっており，国が使用者から保険料を徴収し，使用者に代わって補償を行っている．

【問題7】インフォームド・コンセントに含まれる権利はどれか．
1．男女の平等を求める権利
2．病院の経営状態を知る権利

解答

【問題1】2　【問題2】3　【問題3】1

3．公的医療費の扶助を受ける権利
4．治療の危険性の説明を受ける権利

解説
4．インフォームド・コンセントとは患者が受ける治療内容の方法，意味，効果，危険性，その後の予後，費用などを，患者が理解できるように説明し，同意を得ることである．

【問題8】我が国の国民医療費に含まれるのはどれか．
1．正常分娩の費用
2．リハビリテーションの費用
3．健康診断の費用
4．入院時差額費用

解説
国民医療費に含まれないのは①正常分娩の費用 ②健康診断の費用 ③入院時差額費用 ④市販薬購入費 ⑤予防接種費用などがある．

【問題9】インフォームド・コンセントを含む医の倫理の国際規定はどれか．
1．ヒポクラテスの誓い
2．アルマ・アタ宣言
3．ジュネーブ宣言
4．ヘルシンキ宣言

解説
1．ヒポクラテスの誓いは医師の倫理的責務を説いたものである．2．アルマ・アタ宣言はプライマリー・ヘルス・ケア（初期の保健医療）に関する宣言である．3．ジュネーブ宣言は医師としての誓いを宣言したものである．4．ヘルシンキ宣言は世界医師会が臨床研究などの際，本人の自由意思による参加，インフォームドコンセント，プライバシーの保護など医師が守るべき倫理規定を国際的に定めたものである．

【問題10】バイオエシックスの対象でないのはどれか．
1．医療財政

解答

【問題4】4　【問題5】2　【問題6】1

2．損害賠償
3．人工授精
4．安楽死

解説

バイオエシックスとは「バイオ（生命）＋エシックス（倫理）」の合成語で，対象は ① QOLと死の定義の問題 ② ターミナル・ケア（末期医療）の問題 ③ 大脳の行動コントロール ④ 遺伝子工学実験 ⑤ 体外受精 ⑥ 人口問題と人口制限の問題 ⑦ 保健・福祉政策や医療資源の配分の問題などである。

【問題11】我が国で最も有資格者が多いのはどれか。
1．看護師
2．薬剤師
3．はり師
4．医　師

解説

わが国の医療職で最も多いのは看護師である。

【問題12】施術者の倫理について誤っているのはどれか。
1．守秘義務
2．鎮痛薬の投与
3．患者の自己決定権の尊重
4．施術者の研さん

解説

2．鎮痛剤の投与は，医師のみに許された医療行為である。

【問題13】我が国の医療保険の特色でないのはどれか。
1．現金給付制度
2．自由開業医制度
3．医療機関選択の自由
4．国民皆保険制度

──解答──

【問題7】4　【問題8】2　【問題9】4

> 解説

1．わが国の医療保健制度では，直接費用が払われるのではなく，治療をはじめとする医療を受けることを通して保障を受けることができる「現物支給」の制度となっていることが特徴である。

【問題14】施術者の行為として適切でないのはどれか。
1．処方せんの交付
2．施術内容の記録保持
3．全人的な施術
4．賠償責任保険加入

> 解説

1．処方せんの交付は医師のみに義務付けられた行為である。

【問題15】予後不良状態にある末期患者が示す態度の5段階に含まれないのはどれか。
1．否認
2．怒り
3．協働
4．受容

> 解説

末期患者が示す態度として，否認→怒り→取り引き→抑うつ→受容の5段階がある。

解答

【問題10】 2　【問題11】 1　【問題12】 2
【問題13】 1　【問題14】 1　【問題15】 3

2．衛生学・公衆衛生学

項目とポイント（カッコ内が重要ポイントです）
衛生学・公衆衛生学では，
 1．衛生・公衆衛生学の意義（① 衛生・公衆衛生学の意義）
 2．健康の保持増進と疾病予防（① 健康の定義 ② 疾病予防）
 3．ライフスタイルと健康（① 食と健康 ② 運動と健康）
 4．環境と健康（① 日常生活環境 ② 物理的環境 ③ 科学的環境 ④ 生物的環境）
 5．産業保健（① 産業保健）
 6．精神保健（① 精神保健）
 7．母子保健（① 母子保健）
 8．成人・高齢者保健（① 成人・高齢者の保健 ② 生活習慣病対策）
 9．感染症対策（① 感染症対策）
10．消毒法（① 消毒法一般 ② 消毒の種類と方法 ③ 消毒の応用）
11．疫学（① 疫学の意義と方法）
12．保健統計（① 保健統計一般 ② 主な保健統計）
　の項目に分かれています．

【問題1】我が国の最近の女性のがんの年齢調整死亡率で増加傾向なのはどれか。
1．大腸がん
2．乳がん
3．肺がん
4．食道がん

解説
1．大腸がんは横ばいである。
2．乳がんは増加傾向にある。
3．肺がんはやや減少傾向にある。
4．食道がんは横ばいである。

【問題2】疫学研究における因果関係の判定基準で「時間的な関係」の内容はどれか。
1．高い相対危険である。
2．生物学的常識と矛盾しない。
3．複数の研究で同様な関連がみられる。
4．曝露が結果に先行している。

解説
　疫学研究において因果関係を検証する場合，要因（曝露）と疾患（結果）の関係性を分析するため，要因（曝露）が疾患（結果）に先行していなければならない。

【問題3】腸炎ビブリオ食中毒について誤っている記述はどれか。
1．夏季に多い。
2．潜伏期は10〜20時間である。
3．原因菌は大腸菌に分類される。
4．予防には加熱が有効である。

解説
3．腸炎ビブリオの原因菌は腸炎ビブリオである。

解答

解答は次ページ下欄にあります。

第1章 専門基礎科目

【問題4】二次予防なのはどれか。
1．安全な水の供給
2．がん検診
3．事故防止
4．適正配置

▶解説
1．安全な水の供給，3．事故防止は健康な段階で行う予防（一次予防）である。
2．がん検診は，疾病の早期発見・早期治療（二次予防）である。
4．適正配置は，疾病の悪化防止と社会復帰（三次予防）である。

【問題5】感染症法（感染症の予防及び感染症の患者に対する医療に関する法律）で2類感染症はどれか。
1．重症急性呼吸器症候群（SARS）
2．エボラ出血熱
3．後天性免疫不全症候群（AIDS）
4．コレラ

▶解説
1．重症急性呼吸器症候群（SARS）は2類感染症である。
2．エボラ出血熱は1類感染症である。
3．後天性免疫不全症候群（AIDS）は5類感染症である。
4．コレラは3類感染症である。

【問題6】我が国の人口動態統計で乳児死亡の原因として最も多いのはどれか。
1．転　落
2．窒　息
3．乳幼児突然死症候群
4．先天異常

▶解説
乳児死亡原因の第1位は「先天性奇形，変形および染色体異常」，第2位は「周産期に特異的な呼吸器および心疾患障害」，第3位は「乳幼児突然死症候群」である。

―― 解答 ――

【問題1】2　【問題2】4　【問題3】3

【問題7】汚染が少ないほど測定値が高くなる指標はどれか。
1．BOD（生物学的酸素要求量）
2．COD（化学的酸素要求量）
3．DO（溶存酸素量）
4．pH（水素イオン濃度）

解説

1．BOD（生物学的酸素要求量）は，水中の有機物が好気性菌によって酸化分解されるのに必要な酸素の量である。
2．COD（化学的酸素要求量）は，水中の有機物質を酸化剤によって分解するのに必要な酸素の量である。
3．DO（溶存酸素量）は，水中に溶けている酸素量で，汚染が少ないとDOは高値となる。
4．pH（水素イオン濃度）は，溶液中の水素イオン濃度を表している。

【問題8】院内感染防止のために医療者がすべきことで最も重要なのはどれか。
1．マスク着用
2．手洗い
3．うがい
4．白衣着用

解説

医療者が感染防止のために行うことで最も重要なのは手洗い（手指の消毒）である。

【問題9】生活習慣病の予防に関与しないのはどれか。
1．食生活
2．運　動
3．予防接種
4．健康診査

解説

生活習慣とは，食習慣，運動習慣，休養，喫煙，飲酒などを指し，さらに生活習慣病予防のため40〜75歳を対象に特定健康診査の実施が義務付けられている。

解答

【問題4】2　【問題5】1　【問題6】4

第1章　専門基礎科目

【問題10】最近の患者調査で精神障害による入院患者数が最も多いのはどれか。
1．統合失調症
2．うつ病
3．てんかん
4．アルツハイマー病

解説
1．統合失調症はしばしば慢性経過をとることから，我が国の精神科入院病床の約6割近くを占める。

【問題11】欧米と比較して日本人の死亡率が高いのはどれか。
1．乳がん
2．大腸がん
3．胃がん
4．肺がん

解説
欧米と比較して日本では男女とも胃がんの死亡率が高く，肺がんが低い。

【問題12】介護保険による在宅サービスに含まれないのはどれか。
1．デイケア
2．訪問看護
3．住宅改装
4．往診診療

解説
介護保険による在宅サービスには①訪問介護②訪問入浴介護③訪問看護④訪問リハビリテーション⑤居宅療養管理指導⑥デイサービス⑦デイケア⑧ショートステイ⑨有料老人ホーム⑩福祉用具貸与⑪特定福祉用具購入費の支給⑫住宅改修費の支給などがある。

【問題13】精神障害者が入院する場合に保護義務者の同意が必要なのはどれか。
1．任意入院
2．医療保護入院

解答
【問題7】3　【問題8】2　【問題9】3

3．措置入院
4．応急入院

解説

1．任意入院は精神障害者，本人自身の同意による入院である。
3．措置入院は2人以上の精神保健指定医が診察した結果，その者が精神障害者であり，入院させなければ自傷他害の恐れがあると一致した場合，入院させる制度である。
4．応急入院とは急を要し，保護者の同意を得ることができない場合に指定医の診察の結果，精神障害のため入院が必要と認められた場合の入院形態である。

【問題14】人畜共通感染症（人獣感染症）でないのはどれか。
1．ポリオ
2．狂犬病
3．結 核
4．日本脳炎

解説

人畜共通感染症とは，人と人以外の脊椎動物の双方が罹患する感染症である。
1．ポリオは人から人への感染症である。
2．狂犬病は主に犬からの伝染である。
3．結核は人型，牛型の結核菌が原因で発症する。
4．日本脳炎は豚，牛などから蚊を介して伝染する。

【問題15】垂直感染を起こさないのはどれか。
1．A型肝炎
2．B型肝炎
3．エイズ
4．トキソプラズマ症

解説

垂直感染とは母体から胎盤，産道などを介して子に感染する場合をいい，A型肝炎は独立した人から人への伝染であるため，水平感染である。

解答

【問題10】 1　【問題11】 3　【問題12】 4

【問題16】WHOによる健康の定義に含まれないのはどれか。
1．社会的に良い状態
2．個人的に良い状態
3．身体的に良い状態
4．精神的に良い状態

解説

WHOの健康の定義では、「健康とは、肉体的、精神的および社会的に完全に良い状態にあること」とされている。

【問題17】人口ピラミッドの類型で最も人口減少が予測されるのはどれか。
1．富士山型
2．ピラミッド型
3．つぼ型
4．はこ型

解説

3．つぼ型は、その集団の出生率の減少を示すもので、将来は人口が減少することを意味している。

【問題18】合計特殊出生率について誤っている記述はどれか。
1．15～49歳女性の年齢別出生率を合計し、1人当たりにした値である。
2．将来の人口の増減を予測する指標である。
3．わが国では減少傾向を示している。
4．合計特殊出生率は粗出生率より高い。

解説

合計特殊出生率とは、1人の女子が一生の間に平均何人の子供を産むかを示す指標である。この値が2.1以下の状態が続くと将来人口は減少することを示す。日本では2010年の数値が1.39で減少傾向にある。粗出生率とは人口千人当たりの出生率を示す指標であり、合計特殊出生率は粗出生率より低い。

【問題19】新生児死亡について正しいのはどれか。
1．生後1週未満の死亡

解答

【問題13】2　【問題14】1　【問題15】1

2．生後4週未満の死亡
3．生後1年未満の死亡
4．生後5年未満の死亡

> 解説

1．生後1週未満の死亡は早期新生児死亡である。
3．生後1年未満の死亡は乳児死亡である。
4．生後5年未満の死亡は幼児死亡である。

【問題20】皮膚の消毒について適切でないのはどれか。
1．エタノール
2．逆性石けん
3．ホルマリン
4．ヨードチンキ

> 解説

3．ホルマリンは毒性があり、皮膚の消毒には不適切である。

【問題21】我が国の廃棄物処理の現状で誤っている記述はどれか。
1．廃棄物の量を減らすことが重要な目標である。
2．し尿の水洗化処理は人口の約80％を占める。
3．ごみ処理に最も多く使われている方法は焼却である。
4．産業廃棄物の処理は市町村が責任者となる。

> 解説

4．産業廃棄物の処理はそれを排出した事業者に責任があると定められている。

【問題22】鍼具の保存に使用されるのはどれか。
1．赤外線
2．紫外線
3．ガンマ線
4．エックス線

> 解説

2．紫外線は消毒が済んだ器具を保存するのに適している。

―――――――――――――――― 解答 ――――――――――――――――

【問題16】 2 　【問題17】 3 　【問題18】 4

第1章　専門基礎科目

【問題23】栄養素とその欠乏症との組み合わせで誤っているのはどれか。
1．ビタミンA－夜盲症
2．カルシウム－脚気
3．ビタミンD－骨軟化症
4．ニコチン酸－ペラグラ

解説
2．脚気はビタミンB_1欠乏症である。

【問題24】全国民を調査対象とするのはどれか。
1．感染症発生動向調査
2．国勢調査
3．国民生活基礎調査
4．国民栄養調査

解説
1．感染症発生動向調査は感染症に対する適切な対策を講じ，感染症の流行を予防するため，全国各地に定点医療機関（約3,000）を設定し，全国的な患者の発生状況に関する情報を週ごとに収集するとともに，各都道府県の地方衛生研究所などにおける病原体の検索結果に関する情報を月ごとに収集するものである。
2．国勢調査は人口動勢などを全国民を対象に調査するもので，総務大臣が任命した国勢調査員が各世帯を訪問して，調査票を配布・回収するものである。
3．国民生活基礎調査は保健，医療，年金，福祉など国民の基礎的な事項について，世帯を対象に行われる調査で，調査用紙を調査世帯に配布し，本人の状況を記述してもらう方式である。
4．国民栄養調査は国民の健康の総合的な推進を図ることを目的に，日本全国の4000世帯を対象に調査が行われる。

【問題25】我が国の医療保障について正しい記述はどれか。
1．医療保険は現物給付方式ではない。
2．結核で知事の命により入院させる場合には公費医療が適用される。
3．老人保健法の医療給付の対象は60歳以上である。
4．国民健康保険は都道府県が保険者である。

解答
【問題19】2　【問題20】3　【問題21】4　【問題22】2

第2編　国家試験問題

> 解説
1．現物給付方式を原則としている。
3．老人保健法の医療給付の対象は，70歳以上の老人および65歳以上70歳未満の障害の認定を受けた老人である。
4．国民健康保険は市町村が保険者である。

【問題26】公害の特徴でないのはどれか。
1．生活環境が汚染される。
2．人為的災害である。
3．被害は短期間で終わる。
4．生態系への影響がある。
> 解説
3．公害被害は長期間にわたって続くのが特徴である。

【問題27】好気性菌を用いる下水処理法はどれか。
1．触媒法
2．土壌脱臭法
3．吸着法
4．活性汚泥法
> 解説
4．活性汚泥法は，好気性菌を大量に含む泥（活性汚泥）を加えた後，曝気槽で空気を吹き込み，有機物等を好気性菌の酸化作用を利用して処理する方法である。

【問題28】感染型細菌性食中毒の原因菌でないのはどれか。
1．腸炎ビブリオ
2．サルモネラ菌
3．ボツリヌス菌
4．カンピロバクター

解答

【問題23】 2　【問題24】 2

> 【解説】
3．ボツリヌス菌は食品中で増殖した原因菌によって産生・蓄積された外毒素を摂取することによって起こる食中毒で，毒素型食中毒である。

【問題29】疾患と第1次予防との組み合わせで効果のないのはどれか。
1．脳梗塞－動物性脂肪の摂取
2．心筋梗塞－ストレスの回避
3．糖尿病－適度の運動
4．肺癌－禁煙

> 【解説】
1．脳梗塞の発症要因として脳動脈硬化があり，動物性脂肪の摂取増加は脳動脈硬化の危険性を高める可能性がある。

【問題30】クレゾール石けん水について正しい記述はどれか。
1．喀痰の消毒に使用する。
2．数日間放置しても殺菌力は保たれる。
3．同じ濃度では石炭酸より殺菌力は弱い。
4．臭気は無い。

> 【解説】
2．数日間放置すると殺菌力は弱まるため，1日1回の交換が必要である。
3．濃度が同じ場合，石炭酸より殺菌力は強い。
4．臭気は強い。

【解答】

【問題25】 2 　【問題26】 3 　【問題27】 4 　【問題28】 3

解答

【問題29】 1 【問題30】 1

3．関係法規

> **項目とポイント（カッコ内が重要ポイントです）**
> 関係法規では，
> 1．あん摩マッサージ指圧師，はり師，きゅう師等に関する法律における免許（① あん摩マッサージ指圧師，はり師，きゅう師免許の資格要件，事務，身分の消滅と復活）
> 2．あん摩マッサージ指圧師，はり師，きゅう師等に関する法律における業務（① あん摩マッサージ指圧師，はり師，きゅう師の施術に関する注意，施術所などに関する規制）
> 3．関係法規（① 医療関係法規 ② 社会福祉（保険）関係の法律）
> の項目に分かれております。

【問題1】あん摩マッサージ指圧師，はり師，きゅう師等に関する法律で広告事項に含まれないのはどれか。
1．小児鍼（はり）
2．予約に基づく施術の実施
3．出張による施術の実施
4．胃腸炎に効くはり

解説

広告事項に含まれるのは，①もみりょうじ②やいと，はり③小児鍼④医療保険療養費支給申請ができる旨⑤予約に基づく施術の実施⑥休日又は夜間における施術の実施⑦出張による施術の実施⑧駐車場設備に関する事項である。

【問題2】あん摩マッサージ指圧師，はり師，きゅう師等に関する法律で施術所の備えるべき要件に含まれないのはどれか。
1．施術室
2．待合室
3．収容施設
4．消毒設備

解説

施術所の備えるべき要件は，①施術室②待合室③換気装置④消毒設備である。

【問題3】はり師，きゅう師の免許を取り消す権限を有する者はどれか。
1．内閣総理大臣
2．厚生労働大臣
3．都道府県知事
4．保健所長

解説

免許の取り消しは，厚生労働大臣の職権に基づいて行われる。

【問題4】はり師，きゅう師が請求できる療養費の支給対象に含まれないのはどれか。

解答

解答は次ページ下欄にあります。

第1章　専門基礎科目

1．五十肩
2．頚腕症候群
3．頚椎捻挫後遺症
4．半月板損傷

解説

　はり師，きゅう師が請求できる療養費の支給対象となる疾病は，慢性病で医師による適当な治療手段のないものに限るべきとされており，① 神経痛 ② リウマチ ③ 頚椎症候群 ④ 五十肩 ⑤ 腰痛症 ⑥ 頚椎捻挫後後遺症等の6疾患および慢性的な疼痛を主症状とする疾患である。

【問題5】医療法による特定機能病院について誤っているのはどれか。
1．厚生労働大臣の許可を要する。
2．病床数は400床以上必要である。
3．高度の医療を行う。
4．2次救急医療を担う。

解説

4．2次救急医療を担うのは，地域医療支援病院である。特定機能病院は機能上2次，3次救急を担う場合もあるが，設置条件としては特に定められていない。

【問題6】あん摩マッサージ指圧師，はり師，きゅう師等に関する法律で，はり師，きゅう師の業務の範囲内で許される施術行為はどれか。
1．化膿部位に探膿針で排膿をする。
2．頓用で鎮痛剤を投与する。
3．灸の後に液体窒素を塗布する。
4．電気，光線器具を使用する。

解説

4．電気，光線器具の使用は，はり術又はきゅう術の施行業務の範囲内で行われるものに限って，差し支えない。

解答

【問題1】4　【問題2】3　【問題3】2

【問題7】あん摩マッサージ指圧師,はり師,きゅう師等に関する法律で,はり師,きゅう師の資格要件で欠格事由はどれか。
1. 麻薬中毒者
2. 聴覚障害者
3. 軽犯罪法違反者
4. 外国国籍の者

解説
1. 麻薬中毒者は欠格事由の対象となる。

【問題8】あん摩マッサージ指圧師,はり師,きゅう師等に関する法律で広告できるのはどれか。
1. 鍼灸医東京一郎
2. 東洋治療院
3. 鍼灸江戸流家元
4. 東京はり灸療院

解説
4. はり院,きゅう療院,○○きゅう治療院など,はり,きゅうなどの施術所であることがはっきりと表示していればよい。

【問題9】あん摩マッサージ指圧師,はり師,きゅう師等に関する法律で施術者の業務の届出に関して正しい記述はどれか。
1. 雇われている者でも本人の開設届を要する。
2. 業務を休止するときは広告しなければならない。
3. 3年に1回は開設届の更新を要する。
4. もっぱら出張のみで業務を開始する場合も届出を要する。

解説
4. もっぱら出張のみによって業務を行う施術者があるが,その者は,その業務を開始したとき,休止したとき,廃止したとき及び休止した業務を再開したときは,その旨を都道府県知事(保健所を設置する市又は特別区にあっては市長又は区長)に届け出なければならない。

解答

【問題4】 4 【問題5】 4 【問題6】 4

【問題10】あん摩マッサージ指圧師，はり師，きゅう師等に関する法律で再交付を受けた後，失った免許を発見した場合の対応で正しいのはどれか。
1．自身で破棄する。
2．保健所長に返納する。
3．都道府県知事に返納する。
4．厚生労働大臣に返納する。

▶解説
免許証を失って再交付を受けた後に失った免許証を発見した場合は，5日以内に，これを厚生労働大臣に返納しなければならない。

【問題11】はり師，きゅう師として業務を開始できるのはいつからか。
1．はり師，きゅう師試験に合格したとき。
2．合格証明書を受領したとき。
3．免許の申請をしたとき。
4．はり師，きゅう師名簿に登録されたとき。

▶解説
はり師，きゅう師が業務を開始できるのは，あん摩マッサージ指圧師，はり師，きゅう師名簿に登録されたときからである。

【問題12】はり師，きゅう師による医薬品投与が違反となる法律はどれか。
1．薬事法
2．刑法
3．医療法
4．医師法

▶解説
はり師，きゅう師は薬品の投与やその指示をする等の行為をしてはならない。

【問題13】あん摩マッサージ指圧師，はり師，きゅう師等に関する法律で施術所の開設届出先はどれか。
1．厚生労働大臣
2．都道府県知事

━━━━━解答━━━━━
【問題7】1　【問題8】4　【問題9】4

3．市町村長
4．保健所長

解説

施術所を開設した者は，開設後10日以内に，解説の場所，業務に従事する施術者の氏名その他省令で定める事項を施術所の所在地の都道府県知事（保健所を設置する市又は特別区にあっては市長又は区長）に届け出なければならない。

【問題14】あん摩マッサージ指圧師，はり師，きゅう師等に関する法律で出張のみによって業務を行う施術者が届出をしなくてよいのはどれか。
1．開始したとき
2．施術したとき
3．休止したとき
4．廃止したとき

解説

2．施術を行ったときは届出をする必要はない。

【問題15】医療機器（用具）について定めている法律はどれか。
1．医療法
2．毒物および劇物取締法
3．製造物責任法
4．薬事法

解説

4．調剤や医療品の供給その他薬事衛生をつかさどる薬剤師の身分，業務などを規定したり，医薬品，医薬部外品，化粧品，医療機器，毒物劇物などを規制するものが薬事法である。

【問題16】我が国の医療保険制度について誤っているのはどれか。
1．任意加入である。
2．一部負担金がある。
3．公的機関が運営する。
4．給付は定型的である。

解答

【問題10】 4　【問題11】 4　【問題12】 4　【問題13】 2

▶解説
　医療保険制度の特徴は，①強制加入であること　②各人の属する保険集団があらかじめ決定されていること　③保険給付の定型化　④医療保険の運営は，公的機関によって行われること　⑤一部負担金があることである。

【問題17】法律で定める対象年齢で誤っているのはどれか。
1．介護保険法－18歳以上
2．児童福祉法－18歳未満
3．身体障害者福祉法－18歳以上
4．知的障害者福祉法－18歳以上

▶解説
　介護保険法の対象年齢は，①65歳以上（第1号被保険者）②40～65歳未満（第2号被保険者）の医療保険加入者である。

【問題18】施術所の衛生管理について厚生労働省令で定められている措置はどれか。
1．採光
2．温度
3．湿度
4．騒音

▶解説
　施術所の開設者は，①常に清潔に保つこと　②採光，照明及び換気を十分にすることに対する措置を講じなければならない。

【問題19】医療法で誤っている記述はどれか。
1．診療所は療養病床を開設できる。
2．病院は予約診療の広告ができる。
3．助産所には常勤の医師1名を置かなければならない。
4．特定機能病院は400床以上の病床数を有しなければならない。

▶解説
3．助産所は嘱託医師を置けばよい。

◀解答▶
【問題14】2　【問題15】4　【問題16】1

【問題20】臨床検査で正しい記述はどれか。
1．市町村の職権による。
2．施術所の衛生管理は含まない。
3．検査担当の職員は身分を示す証票の携帯義務がある。
4．犯罪検査として認められる。

▶解説
1．都道府県知事の職権である。
2．施術所の衛生管理も含まれる。
4．犯罪検査のためのものではない。

【問題21】守秘義務（秘密保持義務）で誤っている記述はどれか。
1．業務上知り得た人の秘密を漏らしてはならない。
2．被害者の告訴がなくても起訴される。
3．正当な理由がなく秘密を漏らしてはならない。
4．施術者でなくなった後も義務は残る。

▶解説
2．起訴は被害者の告訴に基づいて行われる。

【問題22】あん摩マッサージ指圧師，はり師，きゅう師等に関する法律で免許を取り消された場合の免許証の返納期間はどれか。
1．5日以内
2．7日以内
3．10日以内
4．30日以内

▶解説
施術者は，免許の取り消し処分を受けたときには，5日以内に厚生労働大臣に免許証を返納しなければならない。

【問題23】施術所の構造設備基準で誤っているのはどれか。
1．6.6平方メートル以上の専用施術室を有すること。
2．3.3平方メートル以上の待合室を有すること。

──解答──
【問題17】1　【問題18】1　【問題19】3

3．部屋面積の8分の1に相当する部分を外気に開放し得ること。
4．施術に用いる器具，手指の消毒設備を有すること。

 解説
3．施術室は，室面積の7分の1以上に相当する部分を外気に開放し得ることと定められている。

【問題24】あん摩マッサージ指圧師，はり師，きゅう師等に関する法律で10日以内に届出を要するのはどれか。
1．免許証の再交付
2．免許証の返納
3．施術所の開設届
4．失踪宣告による名簿削除

 解説
1．免許証を破り，汚し，又は失ったときは再交付を申請することができる。
2．免許証の返納は5日以内に行わなければならない。
3．施術所の開設届は10日以内に行わなければならない。
4．失踪宣言による名簿削除は30日以内に行わなければならない。

【問題25】医療関係法規について誤っている記述はどれか。
1．児童福祉法は15才未満の福祉を保障する。
2．薬事法は化粧品についても規制している。
3．医療法は医療施設の監督を定めている。
4．医師法は医師の業務独占を定めている。

 解説
1．児童福祉法は，満18才未満の福祉を保障している。

【問題26】あん摩マッサージ指圧師，はり師，きゅう師等に関する法律に定める罰則の量刑が最も重いのはどれか。
1．施術所の開設に虚偽の届出をした場合。
2．広告の制限に違反した場合。
3．秘密保持義務に違反した場合。

 解答
【問題20】3　【問題21】2　【問題22】1　【問題23】3

4．消毒の義務に違反した場合。

解説

1．2．4．は30万円以下の罰金に処せられる。

3．は50万円以下の罰金に処せられる。

【問題27】身体障害者福祉法について正しい組み合わせはどれか。
1．対象年齢－18歳以上
2．市町村－身体障害者手帳の交付
3．都道府県－身体障害者援護の実施
4．保健所－更生相談

解説

2．身体障害者手帳の交付は都道府県知事が行う。

3．身体障害者援護の実施は市町村が行う。

4．更生相談は身体障害者更生相談所が行う。

【問題28】医療行為と医療従事者との組み合わせで誤っているのはどれか。
1．エックス線撮影－放射線技師
2．歯石除去－歯科衛生士
3．外科手術－医師
4．処方せんなしでの調剤－薬剤師

解説

4．薬剤師は医師，歯科医師または獣医師の処方せんによらなければ，販売または授与の目的で調剤してはならない。

【問題29】施行要件と法律について誤っている組み合わせはどれか。
1．保健所の設置－地域保健法
2．BCGの接種－予防接種法
3．医療用具の販売－薬事法
4．育成医療－児童福祉法

解説

2．BCGの接種は結核予防法に基づいて行われる。

解答

【問題24】3　【問題25】1

【問題30】あん摩マッサージ指圧師，はり師，きゅう師等に関する法律で広告できないのはどれか。
1．施術者の技能
2．予約に基づく施術の実施
3．出張による施術の実施
4．駐車設備に関する事項

解説
1．施術者の技能は広告することができない。

解答
【問題26】3　【問題27】1　【問題28】4　【問題29】2

解答

【問題30】 1

4．解剖学

> **項目とポイント（カッコ内が重要ポイントです）**
> 解剖学は，
> 1．解剖学一般（① 細胞・組織 ② 人体の発生）
> 2．骨格系（① 頭蓋骨 ② 脊柱 ③ 胸郭 ④ 上肢の骨 ⑤ 下肢の骨 ⑥ 骨の連結）
> 3．筋系（① 頭部の筋 ② 頚部の筋 ③ 背部の筋 ④ 上肢の筋 ⑤ 下肢の筋）
> 4．内臓系（① 内臓系の概要 ② 消化器 ③ 呼吸器 ④ 泌尿器 ⑤ 生殖器 ⑥ 内分泌腺）
> 5．脈管系（① 脈管系の概要 ② 心臓 ③ 動脈 ④ 静脈 ⑤ リンパ系）
> 6．神経系（① 神経系の概要 ② 脊髄 ③ 延髄 ④ 橋 ⑤ 小脳 ⑥ 間脳 ⑦ 大脳 ⑧ 脳神経 ⑨ 脊髄神経 ⑩ 自律神経）
> 7．感覚器系（① 視覚器 ② 平衡聴覚器 ③ 皮膚）
> の項目に分かれております．

【問題1】長骨の構造について誤っているのはどれか。
1．海綿質は骨端部にみられる。
2．フォルクマン管は骨の長軸を横断するように走行する。
3．ハバース管には血管が走行する。
4．骨小腔は骨髄で満たされている。

▶解説
4．骨小腔内には骨細胞が存在し，骨髄は骨髄腔内に満たされている。

【問題2】股関節の運動で半膜様筋の拮抗筋はどれか。
1．大腿筋膜張筋
2．大腿二頭筋
3．腸腰筋
4．縫工筋

▶解説
1．大腿筋膜張筋は股関節外転，屈曲の作用を持つ。
2．大腿二頭筋は股関節伸展の作用を持つ。
3．腸腰筋は股関節屈曲の作用を持ち，半膜様筋は股関節伸展の作用を持つので拮抗筋となる。
4．縫工筋は股関節屈曲，外転，外旋の作用を持つ。

【問題3】脳の部位と神経核との組み合わせで誤っているのはどれか。
1．中脳－黒質
2．間脳－赤核
3．小脳－歯状核
4．大脳半球－扁桃体

▶解説
2．赤核は中脳に存在する。

【問題4】体表から拍動を触れない動脈はどれか。
1．総頸動脈
2．眼動脈

◆解答
解答は次ページ下欄にあります。

3．浅側頭動脈
4．橈骨動脈

> 解説

体表から拍動を触れる動脈は，総頸動脈，上腕動脈，橈骨動脈，浅側頭動脈，大腿動脈などがある。

【問題5】正中神経に支配されている筋はどれか。
1．母指内転筋
2．母指対立筋
3．示指伸筋
4．短母指伸筋

> 解説

1．母指内転筋は尺骨神経支配である。
2．母指対立筋は正中神経支配である。
3．4．示指伸筋，短母指伸筋は橈骨神経支配である。

【問題6】腎小体について正しいのはどれか。
1．腎臓の髄質に存在する。
2．糸球体に出入りする血管は静脈である。
3．腎小体の一端から尿管が続く。
4．ネフロンを構成する。

> 解説

1．腎臓の皮質に存在する。
2．糸球体に出入りする血管は動脈である。
3．尿管は腎盤に続き，尿を膀胱へと導く。

【問題7】膝窩の構成に関与する筋はどれか。
1．大腿二頭筋
2．ヒラメ筋
3．大腿直筋
4．外側広筋

> 解答

【問題1】4　【問題2】3　【問題3】2

> **解説**
>
> 膝窩の構成に関与する筋は大腿二頭筋，半腱様筋，半膜様筋，腓腹筋である。

【問題8】身体の位置について正しいのはどれか。
1．輪状軟骨は第4頸椎の高さにある。
2．胸骨角の部位に第5肋骨が付く。
3．胸骨の下縁を通る水平面には第4－5腰椎間の椎間板がある。
4．ヤコビー線は第4－5腰椎の棘突起間を通る。

> **解説**
>
> 1．輪状軟骨は第6頸椎の高さにある。
> 2．胸骨角の部位に第3肋骨が付く。
> 3．胸骨の下縁を通る水平面には第2－3腰椎間の椎間板がある。

【問題9】内臓の特徴について誤っているのはどれか。
1．大腸には内腔に半月ヒダがある。
2．腹膜垂は大腸にみられる。
3．胃の角切痕は大弯にある。
4．門脈は肝門に入る。

> **解説**
>
> 3．胃の角切痕は小弯にある。

【問題10】十二指腸について正しいのはどれか。
1．膵臓を取り囲むようにC字形をなす。
2．回腸に移行する。
3．上行部に総胆管が開く。
4．腹膜前器官である。

> **解説**
>
> 2．空腸に移行する。
> 3．下行部に総胆管が開く。
> 4．腹膜後器官である。

解答

【問題4】2　【問題5】2　【問題6】4　【問題7】1

【問題11】脳幹に属すのはどれか。
1．中脳
2．間脳
3．大脳
4．小脳

解説

脳幹とは中脳・橋・延髄を合わせた総称である。

【問題12】リスフラン関節の構成に関与しないのはどれか。
1．立方骨
2．中足骨
3．楔状骨
4．舟状骨

解説

リスフラン関節は足根中足関節とも呼ばれ，足根骨遠位列（第1～3楔状骨，立方骨）と中足骨底（第1～5中足骨）の間の関節である。

【問題13】舌について正しい記述はどれか。
1．糸状乳頭の上皮は角化する。
2．舌根は咽頭の後壁の一部である。
3．内舌筋の支配神経は舌咽神経である。
4．舌扁桃は分界溝より前方にある。

解説

2．舌根は咽頭の前壁の一部である。
3．内舌筋の支配神経は舌下神経である。
4．舌扁桃は分界溝より後方にある。

【問題14】甲状腺について誤っている記述はどれか。
1．甲状軟骨の下方に位置する。
2．後面に上皮小体がみられる。
3．多数の濾胞がある。

解答

【問題8】 4　【問題9】 3　【問題10】 1

4．導管を有する。

解説

4．甲状腺は内分泌腺であり，導管を有しない。

【問題15】松果体について正しい記述はどれか。
1．間脳の腹面にある。
2．神経組織よりなる。
3．上皮細胞の集まりである。
4．パラソルモンを分泌する。

解説

1．間脳の背面に位置する。
3．神経膠細胞を主体とする。
4．メラトニンを分泌する。

【問題16】近位列手根骨はどれか。
1．有頭骨
2．舟状骨
3．大菱形骨
4．小菱形骨

解説

近位列手根骨は舟状骨，月状骨，三角骨，豆状骨で，遠位列手根骨は大菱形骨，小菱形骨，有頭骨，有鈎骨である。

【問題17】足関節外がえしに働く筋はどれか。
1．後脛骨筋
2．前脛骨筋
3．長腓骨筋
4．長指屈筋

解説

1．後脛骨筋は足関節底屈，内がえしに作用する。
2．前脛骨筋は足関節背屈，内がえしに作用する。

解答

【問題11】1　【問題12】4　【問題13】1

4．長指屈筋は足関節底屈，内がえしに作用する。

【問題18】胆汁の流れが一方向でないのはどれか。
1．小葉間胆管
2．肝管
3．胆嚢管
4．総胆管
●解説
　胆嚢管は肝臓で作られた胆汁が肝管を通って胆嚢に運ばれる。胆嚢で貯留，濃縮された胆汁は，必要に応じて，胆嚢管，総胆管を通って十二指腸に分泌される。胆汁は胆嚢管においては両方向に流れを変えることになる。

【問題19】表情筋を支配するのはどれか。
1．動眼神経
2．滑車神経
3．外転神経
4．顔面神経
●解説
1．動眼神経は毛様体筋を支配する。
2．3．滑車神経，外転神経は眼筋を支配する。

【問題20】皮膚について正しい記述はどれか。
1．メルケル細胞は真皮の中にある。
2．メラノサイトは表皮基底層にある。
3．立毛筋は副交感神経の支配を受ける。
4．爪母基は真皮の一部である。
●解説
1．メルケル細胞は表皮の一部である。
3．立毛筋は交感神経支配である。
4．爪母基は表皮の一部である。

●解答
【問題14】 4　【問題15】 2　【問題16】 2　【問題17】 3

【問題21】硝子軟骨はどれか。
1．耳介軟骨
2．咽頭蓋軟骨
3．甲状軟骨
4．外耳道軟骨

解説
硝子軟骨には甲状軟骨，輪状軟骨，気管軟骨などがある。

【問題22】子宮について誤っている記述はどれか。
1．膀胱の後方に位置する。
2．子宮底で卵管につながる。
3．子宮頸管は子宮頸の内腔である。
4．子宮筋層は横紋筋からなる。

解説
4．子宮筋層は平滑筋からなる。

【問題23】滑車神経によって支配される筋はどれか。
1．内側直筋
2．下斜筋
3．上直筋
4．上斜筋

解説
滑車神経は外眼筋（眼球を動かす骨格筋）のうち上斜筋のみに分布する。

【問題24】鵞足の形成に関与するのはどれか。
1．薄筋
2．大腿二頭筋
3．長内転筋
4．恥骨筋

解答

【問題18】3　【問題19】4　【問題20】2

> **解説**
> 鵞足（がそく）に関与する筋は縫工筋，薄筋，半膜様筋，半腱様筋で，脛骨内側顆の停止部近くで合流し，一部は下腿の筋群を包む下腿筋膜に放散する。

【問題25】胃について誤っている記述はどれか。
1．ガストリン分泌細胞は幽門に分布する。
2．角切痕は小弯の一部にみられる。
3．胃底腺の主細胞はペプシンを分泌する。
4．幽門は第11胸椎の高さにある。

> **解説**
> 4．幽門は第1腰椎の高さにあり，第11胸椎の高さにあるのは噴門である。

【問題26】錐体路を構成しないのはどれか。
1．中心前回
2．内包
3．大脳脚
4．脊髄後索

> **解説**
> 錐体路とは随意運動の伝導路で，大脳皮質の運動野から起こり，脳神経の運動核や脊髄の前核細胞にいたる伝導路である。脊髄後索を構成するのは，深部知覚と触圧覚の一部である。

【問題27】大坐骨孔を通過しないのはどれか。
1．坐骨神経
2．上殿神経
3．梨状筋
4．内閉鎖筋

> **解説**
> 4．内閉鎖筋は小坐骨孔を通って骨盤腔を出るときに腱となり，坐骨棘のすぐ下で鋭角に折れ曲がり，大腿骨大転子につく。

――――――――――――――― 解答 ―――――――――――――――

【問題21】 3　【問題22】 4　【問題23】 4　【問題24】 1

【問題28】膵臓について正しいのはどれか。
1．内分泌腺の膵島は頭部に多い。
2．腹膜前器官である。
3．脾動脈の枝が分布する。
4．膵管は膵臓の中を通過しない。

▶解説
1．内分泌腺の膵島（ランゲルハンス島）は膵尾に多く存在し，総数は約100万である。
2．胃の後で後腹壁に癒着する腹膜後器官である。
4．外分泌部の導管として主管である膵管は膵臓の中を通る。

【問題29】男性生殖器について正しい記述はどれか。
1．精索は鼠径靭帯の下を通る。
2．陰嚢の正中部には縫線がみられる。
3．精管は膀胱に開口する。
4．尿道球腺は左右2対ある。

▶解説
1．精索は鼠径靭帯のすぐ上方で鼠径靭帯に沿って下内方に向かう鼠径管の中を通る。
3．精管は精巣上体管の続きで，射精管に続く。
4．尿道球腺は前立腺の下方で尿生殖隔膜内にある左右1対の小腺である。

【問題30】発生学的に誤っている組み合わせはどれか。
1．真皮－中胚葉
2．網膜－外胚葉
3．涙腺－内胚葉
4．肝細胞－内胚葉

▶解説
3．涙腺は外胚葉から分化した組織である。

―――――――――――――― 解答 ――――――――――――――
【問題25】4　【問題26】4　【問題27】4

第1章　専門基礎科目

【問題31】筋とその作用との組み合わせで誤っているのはどれか。
1．三角筋－肩関節の外転
2．腕橈骨筋－肘関節の屈曲
3．腸腰筋－股関節の伸展
4．半腱様筋－膝関節の屈曲

■解説
3．腸腰筋は股関節の屈曲に作用する。

【問題32】門脈の形成にかかわらないのはどれか。
1．奇静脈
2．脾静脈
3．上腸間膜静脈
4．下腸間膜静脈

■解説
　門脈は肝臓の機能血管で，消化管等の静脈血を肝臓に送る静脈幹である。門脈の主根は脾静脈，上腸間膜静脈，下腸間膜静脈がある。

【問題33】手の第2～4指を外転させるのはどれか。
1．回外筋
2．虫様筋
3．掌側骨間筋
4．背側骨間筋

■解説
1．回外筋は前腕を回外させる作用がある。
2．虫様筋は第2～5指の中節・末節を伸展し，基節を屈曲させる作用がある。
3．掌側骨間筋は第2～5指を内転させる作用がある。

【問題34】心臓の動脈弁はどれか。
1．二尖弁
2．三尖弁
3．僧房弁

■解答
【問題28】3　【問題29】2　【問題30】3

4．半月弁

> 解説

　右心室と肺動脈の間には肺動脈弁があり，左心室と上行大動脈の間は大動脈弁があり，いずれも3つの半月弁からなる。

【問題35】人の脳で最も表面積が大きいのはどれか。

1．側頭葉
2．前頭葉
3．頭頂葉
4．後頭葉

> 解説

　前頭葉は大脳皮質の約30％を占め最も大きい。

【問題36】上肢の筋において正中神経によって支配されるのはどれか。

1．烏口腕筋
2．円回内筋
3．回外筋
4．腕橈骨筋

> 解説

1．烏口腕筋（うこうわんきん）は筋皮神経（きんぴしんけい）支配である。
3．回外筋（かいがいきん）は橈骨神経（とうこつしんけい）支配である。
4．腕橈骨筋（わんとうこつきん）は橈骨神経支配である。

【問題37】胸腹部の動脈について誤っている記述はどれか。

1．気管支動脈は腹大動脈から分枝する。
2．腹腔動脈は回腸に分布する。
3．下腸間膜動脈は直腸に分布する。
4．卵巣動脈は腹大動脈から分布する。

> 解説

2．腹腔動脈は腹大動脈から分布する。

―――――――――――― 解答 ――――――――――――

【問題31】3　【問題32】1　【問題33】4

【問題38】小脳について誤っている記述はどれか。
1．小脳は間脳の背面にある。
2．小脳皮質は灰白質である。
3．小脳核は髄質にある。
4．上小脳脚は中脳と連絡する。

▶解説
1．小脳は橋と延髄の背面にある。

【問題39】頭部において舌咽神経が分布するのはどれか。
1．耳下腺
2．外耳道
3．鼓室
4．鼓膜張筋

▶解説
2．外耳道は迷走神経が分布する。
3．鼓室は鼓室神経叢が分布する。
4．鼓膜張筋は鼓膜張筋神経が分布する。

【問題40】脊柱起立筋に属さないのはどれか。
1．腸肋筋
2．最長筋
3．棘筋
4．頭頂筋

▶解説
脊柱起立筋群は腸肋筋，最長筋，棘筋からなる。

【問題41】消化管で腹膜垂がみられるのはどれか。
1．十二指腸
2．回腸
3．横行結腸
4．直腸

解答
【問題34】4　【問題35】2　【問題36】2　【問題37】2

解説

腹膜垂とは，結腸ヒモに沿って付着する漿膜からなる小嚢で，中に脂肪組織が入る。

【問題42】平衡聴覚器について誤っている記述はどれか。
1．鼓膜の振動は最初にツチ骨に伝わる。
2．卵形嚢は前庭にある。
3．蝸牛管内の振動は前庭階から鼓室階へと伝わる。
4．半規管は身体の傾きを感知する。

解説

4．半規管は頭の回転速度を感知する。

【問題43】筋と付着部について誤っている組み合わせはどれか。
1．広背筋－上腕骨小結節
2．大胸筋－上腕骨大結節
3．大殿筋－大腿骨大転子
4．大腰筋－大腿骨小転子

解説

3．大殿筋の付着部は腸脛靭帯と大腿骨殿筋粗面である。

【問題44】気管支について誤っている記述はどれか。
1．気管分岐部は第5胸椎の高さにある。
2．気管支壁は気管支動脈によって栄養される。
3．右気管支は2本の葉気管支に分かれる。
4．右気管支は左気管支よりも垂直に近く傾斜する。

解説

3．右気管支は3本の葉気管支に分かれ，左気管支は2本の葉気管支に分かれる。

【問題45】脳神経と副交感神経節との組み合わせで誤っているのはどれか。
1．動眼神経－毛様体神経節
2．顔面神経－顎下神経節

解答

【問題38】1　【問題39】1　【問題40】4　【問題41】3

3．舌咽神経－耳神経節
4．迷走神経－上顎神経節

解説
2．顔面神経の副交感神経節には顎下神経節のほかに膝神経節，翼口蓋神経節がある。
4．上顎神経節は交感神経の神経節である。

【問題42】 4 　【問題43】 3 　【問題44】 3

【問題45】 4

5．生理学

生理学では，
1．生理学の基礎（① 細胞の構造と働き ② 物質代謝 ③ 体液の組成と働き）
2．循環（① 血液の組成とその働き ② 血液凝固 ③ 血液型 ④ リンパ ⑤ 心臓の構造と働き ⑥ 末梢循環 ⑦ 循環調整）
3．呼吸（① 換気とガス交換 ② 呼吸運動と呼吸調整）
4．消化と吸収（① 消化と吸収 ② 消化管 ③ 消化液の働きとその調節 ④ 肝臓）
5．代謝（① 食品と栄養素 ② 代謝）
6．体温（① 体温調節 ② 体熱の産生と放熱 ③ 発汗とその調節）
7．排泄（① 腎臓の働き ② 尿生成 ③ 糞尿と排尿）
8．内分泌（① ホルモンの特徴 ② ホルモンの種類とその働き）
9．生殖と成長（① 男性生殖器 ② 妊娠と出産 ③ 成長と老化）
10．神経（① 神経の興奮伝導 ② シナプス伝達 ③ 反射 ④ 脊髄 ⑤ 脳幹 ⑥ 視床下部 ⑦ 大脳 ⑧ 体性神経系 ⑨ 自律神経系）
11．筋肉（① 筋収縮 ② 筋のエネルギー供給）
12．身体の運動（① 骨格筋の神経支配 ② 脳幹における運動調節 ③ 小脳における運動調節 ④ 大脳皮質による運動調節）
13．身体活動の協調（① 恒常性維持）
14．感覚（① 感覚の一般的性質 ② 痛覚 ③ 味覚と嗅覚 ④ 平衡感覚 ⑤ 視覚）
15．生体の防御機構（① 防御反応 ② 免疫反応）
の項目に分かれております。

【問題1】体内に酸性物質が大量に蓄積した場合に起こるのはどれか。
1．呼吸性アシドーシス
2．代謝性アシドーシス
3．呼吸性アルカローシス
4．代謝性アルカローシス

▶解説
1．呼吸性アシドーシスは体内に二酸化炭素が蓄積して起こる。
3．呼吸性アルカローシスは呼吸促進で過換気となり，二酸化炭素が過度に排出された場合に起こる。
4．代謝性アルカローシスは代謝性の酸素が減少した場合に起こる。

【問題2】血糖について誤っているのはどれか。
1．エネルギー源となる。
2．グリコーゲンとして蓄積される。
3．食後急速に上昇する。
4．グルカゴンの作用で減少する。

▶解説
4．グルカゴンは血糖値の低下が刺激となって分泌され，肝臓においてグリコーゲンの分解や糖新生を促進し，血糖値を上昇させる。血糖値を減少させるのはインスリンである。

【問題3】膝蓋腱反射について正しい記述はどれか。
1．受容器は腱紡錘である。
2．多シナプス反射である。
3．β運動ニューロンが関与する。
4．脊髄反射である。

▶解説
1．受容器は筋紡錘である。
2．単シナプス反射である。
3．α運動ニューロンが関与する。

━━━━━━━━━━━━━ 解答 ━━━━━━━━━━━━━

解答は次ページ下欄にあります。

第1章　専門基礎科目

【問題4】細胞膜について誤っている記述はどれか。
1．脂質分子が規則正しく配列している。
2．イオンに対して選択的な透過性をもつ。
3．脂質分子の二重層幕からなる。
4．脂質に溶けやすい物質ほど細胞膜を通りにくい。

解説
4．脂質に溶けやすい物質（脂溶性物質），分子量の小さい物質ほど細胞膜を移動しやすい。

【問題5】健康成人の呼吸について正しい記述はどれか。
1．一回換気量は約1,000mℓである。
2．予備呼気量は約500mℓである。
3．機能的残気量は予備呼気量に残気量を加えたものである。
4．肺活量は最大の換気量である。

解説
1．安静時，一回の呼吸で肺に出入りする空気量を一回換気量といい，約500mℓである。
2．呼気位からさらに最大限に呼気を行ったときに肺から排出される空気量を予備呼気量といい約1,000mℓである。
4．一回換気量と予備呼気量，予備吸気量の和を肺活量といい，これに残気量を加えた量を全肺容量という。

【問題6】オキシトシンについて正しいのはどれか。
1．ステロイド型ホルモンである。
2．子宮筋を弛緩させる。
3．射乳反射を生じる。
4．下垂体後葉から分泌される。

解説
1．ポリペプチド型ホルモンである。
2．子宮筋を収縮させる。
4．下垂体前葉から分泌される。

解答

【問題1】2　【問題2】4　【問題3】4

【問題7】自律神経による拮抗支配を受けていないのはどれか。
1．心臓
2．汗腺
3．胃
4．膀胱

解説
2．汗腺は交感神経のみに支配されており，副交感神経は関与していない。

【問題8】健康成人の体液について正しい記述はどれか。
1．体液は体重の約60％を占める。
2．細胞内液は間質液と血漿に区分される。
3．細胞外液にはカリウムイオンが多い。
4．細胞内液にはナトリウムイオンが多い。

解説
2．細胞外液は間質液と血漿に分けられる。
3．細胞外液にはナトリウムイオンが多い。
4．細胞内液にはカリウムイオンが多い。

【問題9】大腸について誤っている記述はどれか。
1．水分の約95％が吸収される。
2．盲腸から上行結腸にかけて逆蠕動が起こる。
3．蠕動運動は副交感神経によって促進される。
4．大腸液は消化酵素を含まない。

解説
1．水分の約95％は小腸で吸収され，大腸では約4％が吸収される。
2．3 蠕動はぜんどうと読みます。

【問題10】反射中枢が脳幹にあるのはどれか。
1．腱反射
2．引っかき反射
3．立ち直り反射

解答

【問題4】 4　【問題5】 3　【問題6】 3

第1章　専門基礎科目　　　　　　　111

4．交差伸展反射

解説

立ち直り反射，緊張性頸反射，緊張性迷路反射は反射中枢が脳幹にある。

【問題11】血圧の上昇がみられるのはどれか。
1．還流血流量の減少
2．副交感神経の高まり
3．末梢血管の弛緩
4．侵害受容器の興奮

解説

4．侵害受容器の興奮は血管収縮の要因となるため，血圧は上昇する。

【問題12】エストロゲンについて正しいのはどれか。
1．排卵期に減少する。
2．ポリペプチド型ホルモンである。
3．卵胞刺激ホルモンにより分泌が亢進する。
4．黄体で産生される。

解説

1．排卵期に増加する。
2．ステロイド型ホルモンである。
4．卵胞で産生される。

【問題13】神経組織について正しい記述はどれか。
1．ニューロンには樹状突起がある。
2．軸索外で物質輸送が行われる。
3．髄鞘は絶縁性がない。
4．中枢神経のグリア細胞の数はニューロンより少ない。

解説

2．軸索内で物質輸送が行われる。
3．髄鞘は絶縁性が高い。
4．グリア細胞の数はニューロンより10～50倍多い。

解答

【問題7】2　【問題8】1　【問題9】1

【問題14】心周期の中で動脈弁が開放しているのはどれか。
1．等容性弛緩期
2．充満期
3．等容性収縮期
4．駆出期

◆解説
1．等容性弛緩期は動脈弁，房室弁が閉じたまま，心室筋が弛緩する。
2．充満期は動脈弁は閉じ，房室弁が開放し，血液が心室内に充満していく。
3．等容性収縮期は動脈弁，房室弁が閉じたまま，心室筋が収縮する。

【問題15】胃液分泌を抑制するのはどれか。
1．副交感神経活動の増加
2．セクレチン分泌の低下
3．食物による胃壁の伸展刺激
4．酸による十二指腸粘膜の刺激

◆解説
1．副交感神経活動の増加は胃液分泌を促進する。
2．セクレチン分泌の低下は胃液分泌を促進する。
3．食物による胃壁の伸展刺激は胃液分泌を促進する。
4．酸による十二指腸粘膜の刺激により，セクレチンなどが分泌され胃液の分泌を抑制する。

【問題16】糖質コルチコイドの作用で誤っているのはどれか。
1．胃液の分泌を促進させる。
2．血糖値を上昇させる。
3．アレルギー症状を抑制させる。
4．ストレスに対する抵抗力を弱める。

◆解説
4．ストレスを緩和させる作用がある。

━━━━━━━━━━━━━━━ 解答 ━━━━━━━━━━━━━━━

【問題10】3　【問題11】4　【問題12】3　【問題13】1

第1章　専門基礎科目

【問題17】痛覚について正しい記述はどれか。
1．受容器は自由神経終末である。
2．Aδ線維は遅い痛みを伝える。
3．脊髄視床路は局在性の乏しい痛みを伝える。
4．侵害刺激によって伸展反射が起こる。

▶解説
2．Aδ（エーデルタ）線維は速い痛みを伝える。
3．局在性の乏しい痛みは後索路を伝導する。
4．侵害刺激によって屈曲反射が起こる。

【問題18】損傷によって運動麻痺が起こらない部位はどれか。
1．前頭葉
2．小脳
3．内包
4．脊髄側索

▶解説
2．小脳が障害されると運動麻痺は起こらず，運動失調が起こる。

【問題19】心臓の刺激伝導系について正しいのはどれか。
1．固有心筋からなる。
2．房室結節にペースメーカー細胞がある。
3．房室結節は左心房にある。
4．ヒス束の興奮は右脚・左脚に伝わる。

▶解説
1．特殊心筋からなる。
2．洞房結節にペースメーカー細胞がある。
3．房室結節は右心房にある。

【問題20】基礎代謝について正しいのはどれか。
1．睡眠時の生命維持に必要な最小限の代謝である。
2．日本人男性（20～40才）では，1日当たり約5,000kcalである。

▶解答
【問題14】　4　【問題15】　4　【問題16】　4

3．体表面積に比例する。
4．女性より男性のほうが低い。

▶解説
1．起床時の生命維持に必要な最小限の代謝である。
2．日本人男性では1日当たり約1,500kcalである。
4．男性より女性のほうが低い。

【問題21】除脳動物でみられない反射はどれか。
1．屈曲反射
2．立ち直り反射
3．緊張性頸反射
4．交叉性伸展反射

▶解説
1．4は脊髄反射である。
3．緊張性頸反射は除脳動物にも表れる。

【問題22】嚥下に伴う随意運動はどれか。
1．軟口蓋挙上
2．舌による食塊移送
3．舌根の挙上
4．食道の蠕動運動

▶解説
　嚥下(えんげ)は口腔期、咽頭期、食道期の3つの時期に分けられ、口腔期のみが随意運動で行われる。

【問題23】黄体ホルモンに属するホルモンはどれか。
1．プロゲステロン
2．テストステロン
3．エストラジオール
4．エストロン

解答

【問題17】1　【問題18】2　【問題19】4

> 【解説】
> 2．テストステロンは男性ホルモンである。
> 3．4．エストラジオール，エストロンは卵胞ホルモンである。

【問題24】正常な体液について誤っている記述はどれか。

1．pHは約7.4である。
2．体液量は体重の約60％である。
3．細胞内液量は体重の約5％である。
4．体液の浸透圧は約290mOsm/lである。

> 【解説】
> 3．細胞内液量は体重の約40％である。

【問題25】赤血球沈降速度について正しい記述はどれか。

1．化膿性疾患で低くなる。
2．赤血球増多症で高くなる。
3．血漿の粘性に左右される。
4．成人男性の正常1時間値は50mm以下である。

> 【解説】
> 1．化膿性疾患で高くなる。
> 2．赤血球増多症で低くなる。
> 4．成人男性の正常1時間値は10mm以下である。

【問題26】対流による放熱はどれか。

1．汗をかく。
2．氷柱の近くに座る。
3．風を体に当てる。
4．冷えたタオルで体を包む。

> 【解説】
> 1．汗をかくのは蒸発による放熱である。
> 2．氷柱の近くに座るのは放射による放熱である。
> 4．冷えたタオルで体を包むのは伝導による放熱である。

──【解答】──
【問題20】3　【問題21】2　【問題22】2　【問題23】1

【問題27】延髄の機能はどれか。
1．唾液分泌
2．味覚
3．視覚
4．協調運動

解説
2．味覚中枢は大脳皮質の味覚野にある。
3．視覚中枢は大脳皮質の視覚野にある。
4．協調運動は小脳の機能である。

【問題28】意識的に排便を抑えるのはどれか。
1．陰部神経の興奮
2．下腹神経の抑制
3．横隔神経の興奮
4．骨盤神経の興奮

解説
1．陰部神経支配下にある肛門の外肛門括約筋（横紋筋）が収縮して排便は抑えられる。

【問題29】通常成人で腎臓に流入する血漿のうち，糸球体でろ過される割合はどれか。
1．20％
2．40％
3．60％
4．80％

解説
1分間に腎臓を通過する血漿量を腎血漿流量といい，成人で500〜700mLである。糸球体ろ過量が100〜150mL/minなので，腎臓を通過する血漿の約20％がろ過される。

解答
【問題24】3　【問題25】3　【問題26】3

第1章 専門基礎科目

【問題30】化学シナプス伝達の特徴として正しいのはどれか。
1．両方向性伝達である。
2．シナプス遅延が100msある。
3．化学伝達物質によって興奮性が決まる。
4．疲労しにくい。

▶解説
　シナプス伝達の特徴は，①一方向性伝達②シナプス遅延③易疲労④酸素不足や薬物の影響を受けやすい⑤反復性刺激後増強するなどがある。
　興奮がシナプスを通過する時間は0.5msec程度である。

【問題31】視床下部に調節中枢がないのはどれか。
1．血糖
2．水分
3．体温
4．排尿

▶解説
4．排尿中枢は中脳にある。

【問題32】受容器と求心性線維との組み合わせで正しいのはどれか。
1．ゴルジ腱器官－Ⅱ群求心性線維
2．パチニ小体－Ⅰb群求心性線維
3．筋紡錘－Ⅲ群求心性線維
4．侵害受容器－Ⅳ群求心性線維

▶解説
1．ゴルジ腱器官の受容器はⅠb群求心性線維である。
2．パチニ小体の受容器はⅡ群求心性線維である。
3．筋紡錘の受容器はⅠa求心性線維とⅡ群求心性線維である。

【問題33】発汗について正しい記述はどれか。
1．精神性発汗は全身に起こる。
2．体温調節にはアポクリン腺が関与する。

◆解答
【問題27】1　【問題28】1　【問題29】1

3．温熱性発汗の調整は視床下部で行われる。
4．発汗は圧迫刺激の影響を受けない。
▶解説
1．精神性発汗は手掌，足底に起こる。
2．体温調節にはエクリン腺が関与する。
4．発汗は圧迫刺激によって影響を受ける。

【問題34】体液の調節について正しい記述はどれか。
1．アルドステロンはカリウムイオンの再吸収を促進させる。
2．レニン・アンジオテンシン系は細胞外液量の増加で活性化される。
3．バゾプレッシンは尿量を増加させる。
4．細胞外液の浸透圧の変化は視床下部で検出される。
▶解説
1．アルドステロンはナトリウムイオンの再吸収を促進させる。
2．レニン・アンジオテンシン系は細胞外液量の減少で活性化される。
3．バゾプレッシンは尿量を低下させる。

【問題35】筋運動に関する組み合わせで正しいのはどれか。
1．筋疲労－乳酸
2．姿勢保持－等張性収縮
3．ATPの枯渇－筋萎縮
4．瞬発的な運動－有酸素運動
▶解説
2．姿勢保持時は関節を動かさず筋を収縮させるので，等尺性収縮である。
3．ATPが枯渇するとアクチンとミオシンからアクトミオシンが生じて筋は硬直する。
4．瞬発的な運動時は無酸素運動状態となる。

【問題36】肺における体液の酸塩基平衡に関与するのはどれか。
1．酸素の吸収
2．窒素の吸収

解答
【問題30】3　【問題31】4　【問題32】4

3．二酸化炭素の排泄
4．水分の排泄

▶解説
　酸塩基平衡とは，pH調節のことで，体内には体液のpHを一定に保つ機構がいくつか存在し，緩衝系と総称される。緩衝系に属する臓器には，血液・体液・肺・腎臓がある。
　pH調節には肺の二酸化炭素の排泄が関与している。

【問題37】脂質について誤っている記述はどれか。
1．不溶性物質である。
2．細胞膜を構成する材料となる。
3．グリセリンはβ酸化されてATPを産生する。
4．酵素で分解されて脂肪酸とグリセリンになる。

▶解説
3．脂肪酸がβ酸化されてATPを産生する。

【問題38】生理的老化の特徴で誤っている記述はどれか。
1．各機能が同じ速度で低下する。
2．個体差が大きい。
3．安静時機能は比較的保たれる。
4．環境変化に対する適応能力は低下する。

▶解説
1．低下する速度は臓器によって異なる。

【問題39】副交感神経節後線維末端から放出される神経伝達物質はどれか。
1．ノルアドレナリン
2．アセチルコリン
3．セロトニン
4．ドパミン

――――――――解答――――――――

【問題33】3　【問題34】4　【問題35】1

解説
1．ノルアドレナリンは交感神経節後線維から放出される。
3．セロトニンは中枢神経内の神経伝達物質である。
4．ドパミンは中枢神経の神経伝達物質である。

【問題40】血液ガスを調節しているのは主にどの受容器か。
1．頸動脈洞圧受容器
2．大動脈弓圧受容器
3．大動脈小体化学受容器
4．心肺部圧受容器

解説
1．2．頸動脈洞圧受容器と大動脈弓圧受容器は血圧を調節している。
4．心肺部圧受容器は血流量や細胞外液量を調節している。

【問題41】腸管からの吸収に際して胆汁酸とともにミセルを形成するのはどれか。
1．脂肪酸
2．アミノ酸
3．ブドウ糖
4．電解質

解説
胆汁酸とともにミセルを形成するのは脂肪酸である。

【問題42】ある物質Sのクリアランスを求める際の指標として必要でないのはどれか。
1．物質Sの尿中濃度
2．物質Sの血漿濃度
3．1分間あたりの腎血流量
4．1分間あたりの尿量

解答
【問題36】 3　【問題37】 3　【問題38】 1　【問題39】 2

第1章　専門基礎科目　　121

> **解説**

　単位時間に尿中に排泄された物質がもともと何mLの血漿に含まれていたかを表す値をクリアランスという。
　クリアランスは（物質Sの尿中濃度×1分間あたりの尿量）÷物質Sの血漿濃度で求められる。

【問題43】γ運動ニューロンの特徴として誤っているのはどれか。
1．運動神経に属する。
2．錘内筋線維を支配している。
3．脊髄側索に分布している。
4．筋紡錘の伸張に対する感度を調節している。

> **解説**

　γ運動ニューロンは運動神経に属し、脊髄前角で、α運動ニューロンと混在している。細胞体は小型で、軸索は細く、筋紡錘の錘内筋線維を支配している。この支配は筋伸展に対する受容器の応答を調節する。

【問題44】副腎皮質から分泌されるホルモンはどれか。
1．アルドステロン
2．インスリン
3．エストロゲン
4．オキシトシン

> **解説**

1．アルドステロンは副腎皮質球状層から分泌されるステロイドホルモンである。
2．インスリンは膵臓のB細胞から分泌されるホルモンである。
3．エストロゲンは卵巣から分泌されるホルモンである。
4．オキシトシンは下垂体後葉から分泌されるホルモンである。

【問題45】内因性の発痛物質はどれか。
1．モルヒネ
2．βエンドルフィン

> **解答**

【問題40】3　　【問題41】1　　【問題42】3

3．エンケファリン
4．ブラジキニン

解説

　1～3は内因性の鎮痛物質である。

解答

【問題43】3　【問題44】1　【問題45】4

6．病理学

項目とポイント（カッコ内が重要ポイントです）
病理学は，
1．病因（① 内因 ② 外因 ③ 加齢・老化 ④ 小児疾患）
2．循環障害（① ヒトの循環系 ② 出血 ③ 血栓症 ④ 塞栓症 ⑤ 梗塞 ⑥ 全身循環障害）
3．退行性病変（① 萎縮 ② 変性 ③ 壊死と死）
4．進行性病変（① 肥大 ② 組織内異物の処理 ③ 移植）
5．炎症（① 炎症の一般 ② 炎症の経過 ③ 炎症の分類）
6．免疫異常とアレルギー（① アレルギー反応 ② 免疫寛容と自己免疫）
7．腫瘍（① 腫瘍の一般 ② 発癌理論 ③ 癌患者をめぐって）
の項目に分かれております。

【問題1】炎症の過程で最も後期にみられる現象はどれか。
1．炎症巣への白血球の遊走
2．細動脈の収縮
3．血漿成分の血管外への流出
4．線維芽細胞の増生

▶解説

炎症の生起から終息まである程度共通した経過をたどり，①組織の変性・壊死（退行性変化），②循環障害と滲出機転，③組織の増殖（進行性変化）の3つの過程に分けることができる。設問の流れとしては，細動脈の収縮→血漿成分の血管外への流出→炎症巣への白血球の遊走→線維芽細胞の増生が正しい。

【問題2】アレルギー反応と疾患との組み合わせで誤っているのはどれか。
1．Ⅰ型アレルギー－気管支喘息
2．Ⅱ型アレルギー－関節リウマチ
3．Ⅲ型アレルギー－全身性エリトマトーデス
4．Ⅴ型アレルギー－バセドウ病

▶解説

2．関節リウマチはⅣ型アレルギーである。

【問題3】最も頻度の高い塞栓はどれか。
1．腫瘍
2．血栓
3．空気
4．脂肪

▶解説

もっとも頻度が高い塞栓は血栓である。血管内の血栓が剥がれ，血流にのり末梢のより細かい動脈を閉塞して塞栓症を引き起こす。

【問題4】褐色萎縮のときに沈着する色素はどれか。
1．ヘモジデリン
2．メラニン

◀解答▶

解答は次ページ下欄にあります。

3．ビリルビン
4．リポフスチン

解説
4．消耗性疾患（癌や結核）の際には，実質細胞の核周囲に褐色のリポフスチン沈着が異常に増加し，臓器は萎縮するため褐色萎縮と呼ばれる。

【問題5】我が国における最近のがん死亡統計について誤っている記述はどれか。
1．男性死亡者数は肝がんが最も多い。
2．女性死亡者数は大腸がんが最も多い。
3．肺がん死亡者数は増加している。
4．大腸がん死亡者数は増加している。

解説
1．男性死亡者数は肺がんが最も多い。

【問題6】化膿性炎に分類される疾患はどれか。
1．劇症肝炎
2．大葉性肺炎
3．カタル性鼻炎
4．蜂巣炎（蜂窩織炎）

解説
1．劇症肝炎は出血性炎である。
2．大葉性肺炎は線維素性炎である。
3．カタル性鼻炎はカタル性炎である。

【問題7】疾患とその原因との組み合わせで誤っているのはどれか。
1．ウィルソン病－銅
2．壊血病－ビタミンC
3．イタイイタイ病－有機水銀
4．偽膜性腸炎－クロストリジウム・ディフィシル

解答

【問題1】4　【問題2】2　【問題3】2

> 解説
3．イタイイタイ病はカドミウム中毒症である。

【問題8】ショックとその原因との組み合わせで正しいのはどれか。
1．心原性ショック－大量の血漿成分喪失
2．出血性ショック－末梢血管の透過性亢進
3．熱傷性ショック－急激な心拍出量減少
4．細菌性ショック－内毒素による血管内皮細胞障害
> 解説
1．心原性ショックは心拍出量の急激な減少で起こる。
2．出血性ショックは急激な大量の出血によって起こる。
3．熱傷性ショックは大量の血漿成分喪失によって起こる。

【問題9】感染症と感染経路との組み合わせで正しいのはどれか。
1．A型肝炎－接触感染
2．インフルエンザ－経口感染
3．急性灰白髄炎－飛沫感染
4．日本脳炎－節足動物媒介感染
> 解説
1．A型肝炎は経口感染である。
2．インフルエンザは飛沫感染である。
3．急性灰白髄炎は経口感染である。

【問題10】粉じんが吸気とともに肺に侵入して引き起こされる疾患はどれか。
1．珪肺症
2．肺胞蛋白症
3．肺塞栓症
4．気管支拡張症
> 解説
珪肺症（けいはいしょう）は微小な遊離珪酸粉塵の吸引により発生する進行性の肺の結節状，びまん性線維化と特徴とする疾患である。

───── 解答 ─────

【問題4】4　【問題5】1　【問題6】4　【問題7】3

第1章　専門基礎科目

【問題11】腫瘍マーカーはどれか。
1．αフェトプロテイン
2．組織適合抗原
3．ヒスタミン
4．シクロオキシゲナーゼ

解説
1．αフェトプロテインは肝癌の腫瘍マーカーである。

【問題12】1型（インスリン依存型）糖尿病の特徴として適切なのはどれか。
1．高齢者に多い。
2．自己免疫によるものが多い。
3．肥満型が大部分を占める。
4．日本人には多い。

解説
　1型糖尿病の特徴として，①インスリン分泌が不足している。②自己免疫によるものが多い。③やせ型が多い。④若年者に多い。⑤日本人には少ないなどがある。

【問題13】病原体と感染症との組み合わせで正しいのはどれか。
1．細菌－アスペルギルス症
2．ウイルス－ツツガムシ病
3．真菌－結核症
4．原虫－アメーバ赤痢

解説
1．アスペルギルス症は真菌感染症である。
2．ツツガムシ病はリケッチア感染症である。
3．結核症は細菌感染症である。

【問題14】良性腫瘍の特徴として正しいのはどれか。
1．浸潤性発育を示す。
2．境界が明瞭である。

解答
【問題8】4　【問題9】4　【問題10】1

3．転移を起こす。
4．出血性壊死を伴う。

▶解説
　良性腫瘍の特徴として，①膨張性発育を示す。②発育速度は遅い。③転移は少ない。④再発は少ない。⑤境界が明瞭である。などがある。

【問題15】日和見感染症の病原微生物として最も関連の低いのはどれか。
1．カリニ原虫
2．インフルエンザウイルス
3．緑膿菌
4．サイトメガロウイルス

▶解説
　日和見感染症（ひよりみかんせんしょう）とは，免疫力が低下した易感染性宿主で，健常者では感染が成立しないような弱毒病原体に感染しやすくなることをいう。
　インフルエンザウイルスは病原性の強いウイルスである。

【問題16】加齢に伴う病変と最も関連の低いのはどれか。
1．脳血管障害
2．骨粗鬆症
3．再生不良性貧血
4．嚥下性肺炎

▶解説
3．再生不良性貧血とは骨髄が造血能力を低下または消失した状態で，赤血球のみならず顆粒球・血小板も数が減少し，進行すると全身骨髄が脂肪髄の状態となる。

【問題17】ホルモンと機能亢進による疾患との組み合わせで正しいのはどれか。
1．成長ホルモン－先端肥大症
2．コルチゾール－バセドウ病
3．サイロキシン－クッシング症候群

▶解答
【問題11】1　【問題12】2　【問題13】4

4．アルドステロン－乳漏症

> 解説

2．コルチゾールの機能亢進で起こるのはクッシング症候群である。
3．甲状腺ホルモン（サイロキシン）の機能亢進で起こるのはバセドウ病である。
4．アルドステロンの機能亢進で起こるのは原発性アルドステロン症である。

【問題18】染色体核型が47，XXYとして表現される疾患はどれか。
1．ターナー症候群
2．クラインフェルター症候群
3．ダウン症候群
4．猫鳴き症候群

> 解説

1．ターナー症候群は，性染色体がXOであるため染色体数は45，Xである。
2．クラインフェルター症候群は，性染色体がXXYであるため染色体数は47，XXYである。
3．ダウン症候群は21番目の染色体が3個ある状態である（21　トリソミー）。
4．猫鳴き症候群は5番目の染色体の短腕の部分欠失がある（5p－）。

【問題19】発がん性因子として適切でないのはどれか。
1．赤外線
2．ダイオキシン
3．アスベスト
4．EBウイルス

> 解説

発がん性因子は①物理的因子 ②科学的因子 ③生物学的因子に分けられる。
1．赤外線は発がん性因子ではない。
2．3．は科学的因子である。
4．EBウイルスは生物学的因子である。

解答

【問題14】 2　【問題15】 2　【問題16】 3

【問題20】出血性梗塞を最も起こしやすい臓器はどれか。
1．脳
2．肺
3．心臓
4．腎臓

●解説
　出血性梗塞は肺，小腸，肝臓など吻合が多い臓器や血管の二重支配がある臓器で起こりやすく，梗塞部に他方の血管からの血流が加わり，梗塞部が暗赤色の出血性となるため出血性梗塞と呼ばれる。

【問題21】ビタミンとその欠乏症との組み合わせで正しいのはどれか。
1．ビタミンA－脚気
2．ビタミンB_1－夜盲症
3．ビタミンC－悪性貧血
4．ビタミンD－骨軟化症

●解説
1．脚気はビタミンB_1の欠乏症である。
2．夜盲症はビタミンAの欠乏症である。
3．悪性貧血はビタミンB_{12}の欠乏症である。

【問題22】踵の足底中央への米粒大の透熱灸で，熱傷害が瘢痕を形成するのに最も関与するのはどれか。
1．表皮
2．真皮表層
3．真皮深層
4．皮下組織

●解説
　真皮中層から深層に創面が及ぶと組織壊死を起こし，瘢痕を残す。

【問題23】骨髄移植後のGVHD（移植片宿主病）で宿主を攻撃する細胞はどれか。
1．好中球

解答
【問題17】1　【問題18】2　【問題19】1

2．B細胞
3．T細胞
4．形質細胞

解説
　移植片宿主病の場合には，移植片がリンパ系細胞である場合（骨髄移植），あるいは移植片中にリンパ球が含まれる場合に，ドナー（供与者）側のT細胞が宿主組織を攻撃する。

【問題24】年齢素因がみられるのはどれか。
1．結核
2．水痘
3．赤痢
4．腸チフス

解説
2．水痘は水痘・帯状疱疹ウイルスの感染によるもので，小児に多く発症する。症状は全身または帯状に水疱を形成する。

【問題25】ウイルスが関与しない腫瘍はどれか。
1．腎癌
2．肝細胞癌
3．成人T細胞白血病
4．バーキットリンパ腫

解説
1．腎癌の原因は不明である。
2．肝細胞癌にはB，C型肝炎ウイルスが関与する。
3．成人T細胞白血病はT細胞白血病ウイルスが関与する。
4．バーキットリンパ腫はEBウイルスが関与している。

【問題26】骨の再生に必要な元素はどれか。
1．リン
2．鉄

解答

【問題20】　2　【問題21】　4　【問題22】　3

3．カリウム
4．銅

> 解説

骨の再生に必要な元素はリン（P）とカルシウム（Ca）である。

【問題27】癌と前癌病変との組み合わせで正しいのはどれか。
1．子宮頸癌－子宮頸部異形成
2．胃癌－胃潰瘍
3．乳癌－乳腺症
4．前立腺癌－前立腺肥大

> 解説

1．子宮頸がんの約8割が扁平上皮癌である。子宮頸部異形成は扁平上皮癌の前癌病変である。

【問題28】腫瘍の良性・悪性を判定するための所見として適切でないのはどれか。
1．腫瘍病変境界の性状
2．転移の有無
3．核分裂像の頻度
4．蜂窩状構造の有無

> 解説

4．蜂窩状構造の有無は腫瘍が上皮性腫瘍か非上皮性腫瘍かを区別するのに使用する所見で，腫瘍の良性・悪性を判定するための所見としては適切でない。

【問題29】結核結節にみられないのはどれか。
1．顆上皮細胞
2．乾酪壊死巣
3．アショフ小体
4．ラングハンス型巨細胞

> 解説

結核結節は顆上皮細胞の肉芽種結節の中心部に凝固壊死巣（乾酪壊死巣）をもつ。さらに配列する多数の核を有するラングハンス型巨細胞の出現を特徴と

―― 解答 ――
【問題23】3　【問題24】2　【問題25】1

する。

【問題30】循環障害について誤っている記述はどれか。
1．充血は動脈から過剰の血液が流れ込んだ状態である。
2．うっ血は静脈血の流出が妨げられて起こる。
3．血栓症は血管外で血液が凝固する現象である。
4．梗塞は終末動脈の閉塞により生じる。

解説
3．血栓症は血管内で血液が凝固する現象である。

解答
【問題26】1　【問題27】1　【問題28】4　【問題29】3

【問題30】 3

7．臨床医学総論

項目とポイント（カッコ内が重要ポイントです）
臨床医学総論では，
1．診察法（①問診 ②視診 ③打診 ④聴診 ⑤触診 ⑥測定 ⑦生命徴候 ⑧神経系の検査 ⑨運動機能検査）
2．臨床検査法（①一般検査 ②生化学検査）
3．治療法（①理学療法）
4．症候（①全身の症候 ②感覚器 ③呼吸器 ④心臓 ⑤血管 ⑥消化器 ⑦血液 ⑧造血器 ⑨免疫 ⑩泌尿・生殖器 ⑪神経 ⑫運動器）
の項目に分かれております．

【問題1】JCS（日本昏睡尺度）における意識障害の中で最も重いのはどれか。
1．普通の大きさの声で呼ぶと開眼する。
2．自分の生年月日を言えない。
3．痛みを加えると顔をしかめる。
4．痛みを加えると開眼する。

解説

3．痛みを加えると顔をしかめるのは，JCSⅢ－200で問題の中で最も重い意識障害である。

【問題2】間接ビリルビンの増加する貧血はどれか。
1．溶血性貧血
2．巨赤芽球性貧血
3．鉄欠乏性貧血
4．再生不良性貧血

解説

1．溶血性貧血は赤血球の破壊亢進によって起こる貧血で，特徴的な症状として黄疸（間接ビリルビンの増加が原因）が認められる。

【問題3】低身長となる疾患はどれか。
1．バセドウ病
2．マルファン症候群
3．シーハン症候群
4．クレチン症

解説

4．クレチン症は先天性の甲状腺機能低下症で，甲状腺の先天性欠損により著明な身体発育障害（低身長）と知的障害が生じる。

【問題4】低カリウム血症がみられるのはどれか。
1．橋本病
2．アジソン病
3．クッシング症候群

解答

解答は次ページ下欄にあります。

4．褐色細胞腫

解説

3．クッシング症候群は，副腎皮質ホルモンのひとつであるコルチゾールが過剰分泌される病態で，症状としては満月様顔貌，中心性肥満，多毛，高コレステロール血症，低カリウム血症などがある。

【問題5】血圧について誤っている記述はどれか。
1．平均血圧は収縮期血圧と拡張期血圧の和の1／2である。
2．聴診法は触診法より高く測定される。
3．仮面高血圧患者では家庭血圧が診察室血圧より高い。
4．白衣高血圧では診察室血圧が家庭血圧より高い。

解説

1．平均血圧は脈圧（最高血圧－最低血圧）を3で除した値に最低血圧を加算した値である。

【問題6】γ－GTPの上昇がみられる疾患はどれか。
1．食道炎
2．胃炎
3．溶血性貧血
4．閉塞性黄疸

解説

4．γ－GTPは肝臓の解毒作用に関与しており，閉塞性黄疸では高値を示す。

【問題7】手指の変形でPIP関節屈曲，DIP関節過伸展を示すのはどれか。
1．スワンネック変形
2．ボタン穴変形
3．尺側偏位
4．鷲手

解説

2．ボタン穴変形は手指のPIP関節屈曲，DIP関節過伸展変形を示す。原因は慢性関節リウマチなどのPIP関節の滑膜炎による中央索の伸張である。

解答

【問題1】3　【問題2】1　【問題3】4

【問題8】胸郭出口症候群の診断テストでないのはどれか。
1．アドソンテスト
2．エデンテスト
3．ファレンテスト
4．ライトテスト

解説
3．ファレンテストは手根管症候群を診断するテストである。

【問題9】症候と疾患で誤っている組み合わせはどれか。
1．不正性器出血－子宮頸がん
2．女性化乳房－肝硬変
3．月経困難症－慢性腎不全
4．過多月経－子宮筋腫

解説
3．月経困難症は月経のとき下腹部痛，腰痛，嘔吐などをともない日常生活に支障をきたすものをいう。

【問題10】乏尿をきたす疾患はどれか。
1．脂質異常症
2．尿崩症
3．心不全
4．高カルシウム血症

解説
3．心不全，急性腎炎，ネフローゼ症候群などの疾患は乏尿をきたす。

【問題11】出血傾向がみられる疾患はどれか。
1．溶血性貧血
2．鉄欠乏性貧血
3．悪性貧血
4．再生不良性貧血

解答
【問題4】3　【問題5】1　【問題6】4　【問題7】2

> 解説

4．再生不良性貧血は，骨髄における幹細胞障害で顆粒球，赤芽球，巨核球の低形成により汎血球減少をきたす。症状として血小板減少による出血傾向・紫斑をきたす。

【問題12】周期性四肢麻痺がみられるのはどれか。
1．高尿酸血症
2．骨軟化症
3．褐色細胞腫
4．原発性アルドステロン症

> 解説

4．周期性四肢麻痺とは，四肢筋の発作性脱力を呈する疾患群で，原発性アルドステロン症の低カリウム血症が要因で起こる。

【問題13】変形性関節症の症状でみられないのはどれか。
1．運動時痛
2．歩行異常
3．筋力低下
4．関節強直

> 解説

4．変形性関節症の症状としてみられるのは関節拘縮（関節の可動性が減少した状態）で関節強直（関節の可動性が失われた状態）はみられない。

【問題14】徐脈がみられるのはどれか。
1．バセドウ病
2．発熱
3．貧血
4．アダムス・ストークス症候群

> 解説

4．アダムス・ストークス症候群では，高度な徐脈がみられ，失神発作などの症状を呈する。

── 解答 ──
【問題8】 3　【問題9】 3　【問題10】 3　【問題11】 4

【問題15】疾患と視診との組み合わせで誤っているのはどれか。
1．アジソン病－満月様顔貌
2．肝硬変－クモ状血管腫
3．全身性エリトマトーデス－蝶形紅斑
4．パーキンソン病－前傾姿勢

解説
1．満月様顔貌はクッシング症候群の症状で，アジソン病の症状としては色素沈着，黒色斑，低血圧，体重減少などが起こる。

【問題16】悪液質でみられないのはどれか。
1．るいそう
2．皮膚の乾燥・弛緩
3．仮面様顔貌
4．眼窩・頬のくぼみ

解説
3．仮面様顔貌はパーキンソン病などでみられる症状で，悪液質ではヒポクラテス顔貌を呈する。

【問題17】発育期に多いスポーツ障害として適切でないのはどれか。
1．腰椎分離症
2．アキレス腱断裂
3．オスグッド病
4．踵骨骨端症

解説
2．アキレス腱断裂は成人に多いスポーツ障害である。

【問題18】神経ブロックとその適応との組み合わせで誤っているのはどれか。
1．眼窩下神経ブロック－三叉神経痛
2．顔面神経ブロック－顔面神経麻痺
3．星状神経節ブロック－手の血流障害
4．肩甲上神経ブロック－五十肩

解答

【問題12】 4　【問題13】 4　【問題14】 4

第1章　専門基礎科目　　141

解説
2．顔面神経麻痺に適応する神経ブロックは星状神経節ブロックである。

【問題19】先天性心疾患でチアノーゼをきたしやすいのはどれか。
1．ファロー四徴候
2．心室中隔欠損症
3．心房中隔欠損症
4．大動脈縮窄症

解説
1．ファロー四徴候（心室中隔欠損，大動脈騎乗，肺動脈狭窄，右室肥大）では口唇チアノーゼ，歩行時のうずくまり姿勢が特徴的にみられる。

【問題20】失神性めまいについて誤っている記述はどれか。
1．眼振を伴う。
2．眼前暗黒がある。
3．頭部の圧迫で起こる。
4．一過性の脳虚血状態である。

解説
1．失神性めまいでは眼振は伴わない。

【問題21】歩行異常と疾患との組み合わせで誤っているのはどれか。
1．間欠跛行－脊柱管狭窄症
2．トレンデレンブルグ徴候－側弯症
3．分回し歩行－脳卒中
4．すくみ足－パーキンソン病

解説
2．トレンデレンブルグ徴候は先天性股関節脱臼や股関節外転筋群の麻痺で起こり，患側下肢支持時，健側の骨盤が降下する現象である。

【問題22】疾患と痛みの放散部位との組み合わせで誤っているのはどれか。
1．胆石－左上腹部

解答
【問題15】1　【問題16】3　【問題17】2　【問題18】2

第2編　国家試験問題

2．十二指腸潰瘍－心窩部痛
3．急性膵炎－鼠径部
4．尿管結石－下腹部

▶解説
3．急性膵炎は膵組織から酵素が逸脱して膵臓の自己消化を起こす疾患で，心窩部激痛，嘔気，嘔吐，腹部青色変色などが症状としてある。

【問題23】運動失調の検査でないのはどれか。
1．指鼻試験
2．手回内外試験
3．踵膝試験
4．皮膚書字試験

▶解説
4．皮膚書字試験は知覚検査である。

【問題24】錐体外路徴候はどれか。
1．病的反射
2．痙縮
3．運動麻痺
4．固縮

▶解説
4．固縮は関節を他動的に動かした際，筋の抵抗感が最終域まで続く状態をいう。鉛管現象とも呼ばれる。

【問題25】関節リウマチでみられないのはどれか。
1．スワンネック変形
2．ボタン穴変形
3．尺側偏位
4．クモ状指

▶解説
4．クモ状指はマルファン症候群で特徴的にみられる症状である。

──────────解答──────────

【問題19】1　【問題20】1　【問題21】2

第1章　専門基礎科目

【問題26】樽状胸をきたすのはどれか。
1．肺炎
2．肺気腫
3．肺結核
4．肺線維症

解説
2．肺気腫は慢性閉塞性肺疾患に属し，肺胞壁の破壊がある。症状としては，心音減弱，太鼓ばち指，ビール樽状胸郭，労作性呼吸困難などがある。

【問題27】脊髄後索性失調の検査で最も適切なのはどれか。
1．ロンベルグ試験
2．変換運動
3．膝踵試験
4．書字試験

解説
1．ロンベルグ試験は，立位で足を揃え身体の動揺をみる検査で，脊髄後索性失調では閉眼すると動揺が大きくなる。

【問題28】持続時間が最も短い不随意運動はどれか。
1．舞踏病様運動
2．ミオクローヌス
3．アテトーゼ
4．ジストニア

解説
2．ミオクローヌスは，一部の筋肉が突発的にすばやく収縮するもので，上肢に起これば手中のものを落としたり，下肢に起これば転倒することもある。脳炎や，それに伴う後遺症などで起こる。

【問題29】動脈疾患について誤っている組み合わせはどれか。
1．閉塞性動脈硬化症－虚血性潰瘍
2．解離性大動脈瘤－背部痛

解答

【問題22】　3　【問題23】　4　【問題24】　4　【問題25】　4

3．大動脈炎症候群－橈骨動脈拍動減弱
4．レイノー病－間欠跛行

解説

4．レイノー病は，寒冷刺激が誘因となり，手足が蒼白，チアノーゼ，紅潮の変化を示すもので，歩行障害はみられない。

【問題30】 アセトン臭がする意識のない人が搬送されてきた。最も考えられるのはどれか。
1．急性アルコール中毒
2．肝性昏睡
3．糖尿病性昏睡
4．尿毒症

解説

3．糖尿病性昏睡では血中のアセトン濃度が濃くなるため，呼気からアセトン臭がする。

解答

【問題26】 2　【問題27】 1　【問題28】 2
【問題29】 4　【問題30】 3

8．臨床医学各論

項目とポイント（カッコ内が重要ポイントです）
臨床医学各論では
1. 感染症（① 細菌感染症 ② ウイルス感染症）
2. 神経・筋疾患（① 脳血管疾患 ② 感染性疾患 ③ 脳・脊髄腫瘍 ④ 変性疾患 ⑤ 認知症 ⑥ 筋疾患 ⑦ 運動ニューロン疾患 ⑧ 末梢神経疾患 ⑨ 神経痛 ⑩ 機能性疾患）
3. 呼吸器・胸壁疾患（① 感染性肺疾患 ② 閉塞性肺疾患 ③ びまん性肺疾患 ④ 腫瘍性疾患）
4. 循環器疾患（① 心臓疾患 ② 冠動脈疾患 ③ 動静脈疾患 ④ 血圧異常）
5. 消化器疾患（① 食道疾患 ② 胃疾患 ③ 腸疾患 ④ 肝臓疾患 ⑤ 胆道疾患 ⑥ 膵臓疾患）
6. 泌尿生殖器疾患（① 原発性糸球体疾患 ② 腎不全 ③ 感染症 ④ 女性生殖器疾患）
7. 血液・造血器疾患（① 赤血球疾患 ② 出血性素因）
8. 代謝・栄養疾患（① 糖代謝異常 ② 脂質代謝異常 ③ 尿酸代謝異常）
9. 内分泌疾患（① 下垂体疾患 ② 甲状腺疾患 ③ 副腎疾患）
10. 自己免疫疾患（① 膠原病と類縁疾患）
11. 運動器疾患（① 関節疾患 ② 骨腫瘍 ③ 形態異常 ④ 脊椎疾患 ⑤ 脊髄損傷 ⑥ 外傷）
12. 皮膚・頭頸部疾患（① 皮膚疾患 ② 眼疾患 ③ 耳鼻咽頭疾患）
13. 精神・心身医学的疾患（① 気分障害）
の項目に分かれております。

第2編　はり師・きゅう師国家試験問題

【問題1】難聴を初発症状とすることが多いのはどれか。
1．神経膠腫
2．髄膜腫
3．神経鞘腫
4．下垂体腺腫

▶解説
3．神経鞘腫の初発症状は難聴で，耳鳴りを伴うことが多い。腫瘍が大きくなるにつれ，同側の顔面神経麻痺，さらに歩行障害などの小脳症状，水頭症を起こす。

【問題2】感染症について誤っている記述はどれか。
1．大量の抗菌薬を投与しないと日和見感染が起こる。
2．メチシリン耐性黄色ブドウ球菌は院内感染の原因になる。
3．腸管病原性大腸菌で起こる感染症を食中毒という。
4．生命に対する危険度が最も高いのは1類感染症に分類される。

▶解説
1．免疫能などの感染防御能が低下し，真菌など本来は病原性の弱い微生物などで感染が起こることを日和見感染（ひよりみかんせん）という。

【問題3】細菌性食中毒で誤っている記述はどれか。
1．サルモネラ属は潜伏期が6〜48時間である。
2．腸炎ビブリオによる食中毒はボツリヌスより発症頻度が高い。
3．ボツリヌス菌毒素は高温加熱によっても不活性化されない。
4．腸管病原性大腸菌ではベロ毒素によって発症する。

▶解説
3．ボツリヌス菌毒素は高温加熱によって不活性化される。

●次の文で示す症例について，【問題4】，【問題5】の問に答えよ。
「78歳の女性。大腿骨頸部骨折の術後3日間ベッド上安静であったが，突然胸痛，呼吸困難が出現した。胸部単純エックス線写真ではうっ血所見はなく，肺野の透過性増大がみられた。血清クレアチンキナーゼ値は正常，D−ダイマー値上

──────── 解答 ────────

解答は次ページ下欄にあります。

昇が認められた。」

【問題4】本疾患の発症を予測するのに最も有用な検査はどれか。
1．ホルター心電図
2．負荷心筋シンチグラフィー
3．頸動脈超音波検査
4．下肢静脈超音波検査

 解説
　本疾患は肺塞栓症であると考えられる。骨折後，長期臥床などにより下肢静脈を流れてきた栓子が肺動脈に詰まり，症状が起こっていると考えられるので，下肢静脈超音波検査は有用であると考えられる。

【問題5】本症例の危険因子として最も重要なのはどれか。
1．脱水
2．貧血
3．運動
4．徐脈

 解説
1．脱水症状になると，血液はさらに濃縮し，血栓ができやすくなるので注意が必要である。

【問題6】脳血管障害の症状で誤っている記述はどれか。
1．大脳皮質に老人斑を認める。
2．半側空間無視がみられる。
3．片麻痺がみられる。
4．まだら認知症が特徴である。

 解説
1．大脳皮質にアミロイド蛋白を含む老人斑がみられるのはアルツハイマー病である。

解答

【問題1】3　【問題2】1　【問題3】3

●次の文で示す症例について，【問題7】，【問題8】の問に答えよ。
「65歳の男性。3週間前に転倒し，前頭部を強打した。その時以降両上肢のしびれ感と歩行困難が出現している。」

【問題7】最も考えられるのはどれか。
1．頸椎骨折
2．頸髄中心性損傷
3．頸髄損傷
4．腕神経損傷

解説
2．本疾患は頸髄中心性損傷が考えられる。頸髄中心性損傷は脊髄灰白質を中心として生じた損傷を反映し，上肢の麻痺程度は下肢より強く，歩行困難，膀胱直腸障害なども症状として現れる。

【問題8】この患者の症状で誤っている記述はどれか。
1．横隔膜呼吸が消失する。
2．両上肢の脱力がみられる。
3．膝蓋腱反射が亢進する。
4．排尿困難がある。

解説
1．横隔膜呼吸の消失は脊髄レベルC_4以上の高位脊髄損傷の患者にみられる症状である。

【問題9】ビタミンB_2欠乏による症状はどれか。
1．皮膚炎
2．精神障害
3．神経炎
4．貧血

解説
1．ビタミンB_2欠乏では，口角炎，口唇炎，口内炎などの皮膚炎が起こる。

解答
【問題4】4　【問題5】1　【問題6】1

【問題10】大動脈弁狭窄症でみられるのはどれか。
1．収縮中期のクリック音
2．オープニングスナップ
3．遅脈
4．大脈

解説
3．大動脈弁狭窄症とは何らかの原因により大動脈弁口が狭窄し，左室から大動脈への駆出が障害される状態をいう。症状の一つで遅脈（脈がゆっくりと大きくなって，ゆっくりと小さくなる）がある。

【問題11】慢性腎不全でみられるのはどれか。
1．多血症
2．血清尿素窒素低値
3．低リン血症
4．高血圧症

解説
4．慢性腎不全は腎機能障害が進行し，体液の恒常性が維持できなくなって高窒素・高リン・高カリウム血症などをきたし，やがて末期の腎不全に陥る一連の病態をさす。臨床症状として，高血圧，尿素窒素上昇，高リン血症などがある。

【問題12】鉄欠乏性貧血で誤っている記述はどれか。
1．女性に多くみられる。
2．ハンター舌炎がみられる。
3．フェリチンが減少する。
4．総鉄結合能が上昇する。

解説
2．ハンター舌炎は悪性貧血でみられる所見である。

【問題13】疾患と検査結果との組み合わせで誤っているのはどれか。
1．関節リウマチ－CRP値上昇

解答
【問題7】2　【問題8】1　【問題9】1

2．慢性骨髄性白血病－フィラデルフィア染色体陽性
3．全身性硬化症－HLA－B51陽性
4．悪性貧血－ビタミンB₁₂欠乏

●解説
3．HLA－B51（ヒト白血球抗原）はベーチェット病の患者に多い。全身性硬化症では抗核抗体陽性となる。

【問題14】マイコプラズマ肺炎で誤っている記述はどれか。
1．老年者に頻度が高い。
2．潜伏期は3週間程度である。
3．消化器症状が出現する。
4．乾性咳が多い。

●解説
マイコプラズマ肺炎は若年者に頻度が高い肺炎で，高熱，乾性咳が特徴である。

【問題15】原発性アルドステロン症で誤っているのはどれか。
1．高血圧
2．アルカローシス
3．高マグネシウム血症
4．血漿レニン活性低値

●解説
3．原発性アルドステロン症は副腎皮質の球状帯に腺腫，癌，過形成などといった原発性病変があり，その結果アルドステロンが過剰に分泌されて起きる病態である。症状として，高血圧，低カリウム血性アルカローシス，血清ナトリウム高値，血漿レニン活性低値などがある。

【問題16】脊椎分離すべり症について誤っている記述はどれか。
1．青少年にみられる疾患である。
2．第5腰椎に好発する。
3．上関節突起と下関節突起間に病変がみられる。
4．腰椎後弯が増強する。

●解答
【問題10】 3　【問題11】 4　【問題12】 2

> 解説

　脊椎分離すべり症は，脊椎分離に伴って上位椎体が下位椎体に対して前方にすべって移動している状態の総称である。腰椎前弯が増強する。

【問題17】肩関節脱臼で誤っているのはどれか。
1．四肢の外傷性脱臼で最も多い。
2．前方脱臼が多い。
3．腕神経叢麻痺を起こす。
4．関節強直をきたす。

> 解説

　肩関節脱臼は四肢の外傷性脱臼で最も多く，全脱臼の半数を占める。そのなかでは前方脱臼が多く90％を占める。腕神経叢麻痺を合併しやすい。主症状は異常肢位，関節の疼痛，変形，弾発性固定などがあるが関節強直はみられない。

【問題18】胸郭出口症候群で誤っている記述はどれか。
1．若い女性に多い。
2．前斜角筋による圧迫が原因となる。
3．動脈は圧迫される。
4．上肢帯の筋力は症状と関連しない。

> 解説

　上肢帯筋は症状と関係し，治療として上肢帯筋力トレーニングを実施する場合がある。

【問題19】感染症とその特徴との組み合わせで誤っているのはどれか。
1．麻疹－コプリック斑
2．帯状疱疹－痂皮
3．猩紅熱－精巣腫脹
4．流行性耳下腺炎－卵巣炎

> 解説

　3．猩紅熱（しょうこうねつ）は，A群溶血性連鎖球菌の感染によって急性上気道炎，咽頭熱，扁桃炎を起こし，毒素による特有な皮疹を伴う疾患である。

― 解答 ―

【問題13】3　【問題14】1　【問題15】3　【問題16】4

症状として舌乳頭の発赤（イチゴ舌）などが特徴である。

【問題20】群発頭痛について誤っているのはどれか。
1．男性に多い。
2．ドライアイを伴う。
3．片側性である。
4．片頭痛発作時の治療に準ずる。

> 解説

　群発頭痛は，片側の眼窩部に数秒間の激しい痛みを短期間に繰り返す頭痛である。男性に多く発症し，症状として激しい眼窩部痛，結膜充血，流涙，鼻閉，鼻汁などが起こる。治療は片頭痛発作時の治療に準ずる。

【問題21】ネフローゼ症候群を起こす疾患はどれか。
1．膀胱炎
2．間質性腎炎
3．ループス腎炎
4．腎盂腎炎

> 解説

　ネフローゼ症候群とは，大量のたんぱく尿，低タンパク血症，血清コレステロール高値，浮腫をきたす病態を総称したものである。腎疾患による一次性の場合と，糖尿病や膠原病など全身性疾患に付随して発症する二次性のものがある。二次性の原因としてループス腎炎がある。

●次の文で示す症例について，【問題22】，【問題23】の問に答えよ。
「8歳の男児。サッカー中に前方へ転倒，肘をついて倒れた。直後から右肘の疼痛，運動障害があり，次第に腫脹も強くなってきた。明らかな皮膚の外傷はない。」

【問題22】まず，考えるべき病態はどれか。
1．捻挫
2．脱臼

> 解答

【問題17】　4　【問題18】　4　【問題19】　3

3．疲労骨折
4．外傷性骨折

解説

本症例は，転倒し，肘関節をついて倒れ，直後に肘関節の運動障害，疼痛，腫脹が起こっていることから，外傷性骨折の疑いがある。小児が転倒して，肘関節の疼痛を訴えたときには上腕骨顆上骨折の可能性が高い。

【問題23】発育期に転倒により起こりやすい骨折はどれか。
1．上腕骨近位端骨折
2．上腕骨顆上骨折
3．肘頭骨折
4．コーレス骨折

解説

2．上腕骨顆上骨折は小児で最も頻度の高い骨折の一つである。5～10歳に多い。

【問題24】全身性エリテマトーデスについて誤っている記述はどれか。
1．女性に多い。
2．憎悪と寛解を繰り返す。
3．蝶形紅斑がみられる。
4．陰部潰瘍がみられる。

解説

全身性エリテマトーデスは，多彩な自己抗体と免疫複合体沈着による全身多臓器病変を特徴とする慢性炎症性疾患である。20～40代の女性に多く，憎悪と寛解を繰り返し，慢性に経過する。鼻梁から両頬部に広がる蝶形紅斑が特徴としてある。

【問題25】ベーチェット病について誤っている記述はどれか。
1．高齢者に多い。
2．アフタ性潰瘍がみられる。
3．ブドウ膜炎がみられる。
4．陰部潰瘍がみられる。

──────── 解答 ────────

【問題20】 2　【問題21】 3

> 解説

　ベーチェット病は口腔粘膜のアフタ性潰瘍，結節性紅斑や毛嚢炎などの皮疹，眼のブドウ膜炎，外陰部潰瘍，そのほか全身の諸臓器に急性炎症発作を繰り返しながら慢性の経過をたどる難治性疾患で，20～40代に好発する。

【問題26】肺気腫の病変部位でないのはどれか。
1．気管支
2．終末細気管支
3．呼吸細気管支
4．肺胞

> 解説

　肺気腫とは終末細気管支，呼吸細気管支，肺胞が不可逆的な拡大をきたした疾患である。

【問題27】アジソン病でみられないのはどれか。
1．多毛
2．黒色斑点
3．低血圧
4．月経異常

> 解説

　副腎に病変が原発する慢性副腎皮質機能不全で，副腎皮質ホルモンが総合的に脱落し多彩な症状がみられる。色素沈着，易疲労感，脱力感，月経異常，低血圧，恥毛脱落などの症状がある。

【問題28】麻痺性イレウスの症状で誤っているのはどれか。
1．嘔吐
2．腹痛
3．下痢
4．膨満感

> 解説

　腸内容が肛門側に移動できなくなった状態を腸閉塞（イレウス）という。原

解答

【問題22】 4　【問題23】 2　【問題24】 4　【問題25】 1

第1章　専門基礎科目

因によって，機械的イレウス，麻痺性イレウスに分けられ，機械的イレウスは，腸管の蠕動運動が亢進するが，麻痺性イレウスでは起こらない。

【問題29】肩関節周囲炎について適切でない記述はどれか。
1．70歳代に好発する。
2．早期に肩関節の可動域制限を認める。
3．回旋運動を伴う動作で痛みが増強する。
4．ペインフルアークサインがあれば腱板損傷を疑う。

解説

肩関節周囲炎は関節包滑膜に慢性炎症が起こり，肩甲上腕関節の運動制限をきたす。40〜50歳代に多く，徐々に肩甲部の疼痛と運動制限をきたす。肩関節の運動はあらゆる方向に制限される。ペインフルアークサインは腱板損傷の診断に有効である。

【問題30】頸部後縦靭帯骨化症について誤っている記述はどれか。
1．50歳以上に多い。
2．原因はカルシウムの過剰摂取である。
3．進行性の痙性四肢麻痺を起こす。
4．転倒予防のための生活指導を行う。

解説

後縦靭帯骨化症は椎体の後壁にあってこれを縦方向に連結する後縦靭帯が，一部または全体的に骨化変性を起こす疾患である。50歳以上の高齢者に多く，原因は不明である。進行性の痙性四肢麻痺を起こし，転倒の危険性が高い。

●次の文で示す症例について，【問題31】，【問題32】の問に答えよ。
「60歳の男性。軽度呼吸困難で来院。腹部膨隆と女性化乳房がみられ，上部消化管内視鏡検査で食道・胃静脈瘤を認める。血液検査で血小板と白血球に減少が認められ，C型肝炎ウイルス陽性であった。」

【問題31】この疾患で血小板減少をきたす原因となる病変臓器はどれか。
1．肺

解答

【問題26】 1　【問題27】 1　【問題28】 3

2．肝臓
3．脾臓
4．腎臓

> 解説

　問題文の症状から，この症例は肝硬変の疑いがある。血小板減少は脾機能の亢進が原因で起こる。

【問題32】この疾患に合併する悪性腫瘍の早期発見に有用な腫瘍マーカーはどれか。
1．AFP
2．CEA
3．CA19-9
4．PSA

> 解説

　原発性肝癌はC型肝炎ウイルスによる肝硬変あるいは慢性肝炎に起因するものが多く，肝癌の腫瘍マーカーとして有用なのはAFP（α-フェトプロテイン）である。

【問題33】ファロー四徴候で認められないのはどれか。
1．肺動脈狭窄
2．大動脈騎乗
3．心室中隔欠損
4．大血管転位

> 解説

　ファロー四徴候でみられる特徴は，肺動脈狭窄，大動脈騎乗，心室中隔欠損，右室肥大である。

【問題34】特発性血小板減少性紫斑病の症状で適切でないのはどれか。
1．関節内血腫
2．鼻出血
3．歯肉出血

> 解答

【問題29】　1　【問題30】　2

4．皮膚の点状出血

解説

血小板数の減少，機能の障害，あるいは毛細血管壁が脆弱であると，血管壁から血液が滲み出て，皮下や粘膜に点状出血，斑状出血などの出血斑を生じる。このような病態を紫斑病という。症状は，皮膚の点状出血，斑状出血，歯肉出血，鼻出血などがある。

【問題35】下垂体尿崩症について誤っている記述はどれか。
1．バゾプレッシンの分泌が低下している。
2．続発性尿崩症の頻度が高い。
3．高血糖を認める。
4．多飲となる。

解説

抗利尿ホルモン（ADH，バゾプレッシン）は下垂体後葉から分泌され，腎臓の遠位尿細管と集合管に作用して水の再吸収を促進する作用がある。下垂体後葉機能低下により，ADHの分泌が低下すると尿崩症が起こる。脳腫瘍，脳外科手術などに起因する続発性尿崩症が全体の約60％を占め，症状は多飲・多尿が特徴である。

【問題36】小児期の上腕骨外顆骨折後，成人になって起こる神経障害はどれか。
1．腋窩神経麻痺
2．橈骨神経麻痺
3．正中神経麻痺
4．尺骨神経麻痺

解説

上腕骨外顆骨折の合併症として，外反肘があり，尺骨神経麻痺の原因となる。

●次の文で示す症例について，【問題37】，【問題38】の問に答えよ。
「69歳の女性。10年前から高血圧症にて内服加療中。時々右上下肢のしびれを自覚していたが，最近物忘れがひどくなってきた。また，わけもなく泣いたりすることも多い。物忘れが多いわりには判断力は保たれている。」

解答

【問題31】 3 【問題32】 1 【問題33】 4

【問題37】最も考えられるのはどれか。
1．アルツハイマー病
2．脳血管性認知症
3．ピック病
4．プリオン病

▶解説
　本症例は高血圧を既往しており，症状として感情失禁，手足のしびれ，物忘れなどがあることから脳血管性認知症が疑われる。脳血管性認知症はラクナ梗塞を多発することで発症し，まだら認知症（知的機能障害が全般的ではない）が特徴としてある。

【問題38】この症例に対する対応で適切でないのはどれか。
1．要求があった場合は，それを満たすように対応する。
2．失敗したときは叱る。
3．外出を希望した場合は，断らず付き合う。
4．簡単な仕事を与え，それができればほめる。

▶解説
　認知症患者に対しては命令・強制・叱責などは避け，受容的な態度をとらなければならない。

【問題39】心筋梗塞の心電図変化で誤っているのはどれか。
1．ST上昇
2．異常Q波
3．冠性T波
4．PQ時間短縮

▶解説
　心筋梗塞の心電図では，ST上昇，T波陰性化，異常Q波，冠性T波などの異常を示す。

●次の文で示す症例について，【問題40】，【問題41】の問に答えよ。
「72歳の男性。以前より発作性心房細動を指摘されていた。事務作業中に倒れ

──解答──
【問題34】1　【問題35】3　【問題36】4

たが，呼びかけには何とか返答できた．右上下肢は全く動かず，頭痛，嘔吐はなかった．」

【問題40】最も考えられるのはどれか．
1．クモ膜下出血
2．脳血栓
3．脳塞栓
4．一過性脳虚血発作

解説
本症例は以前より心房細動があったことから，血管内に血栓を生じ，脳塞栓が起こった可能性が高い．

【問題41】入院後3日目から意識レベルは低下し，4日目には半昏睡となった．この原因として最も疑わなければならないのはどれか．
1．急性心不全
2．出血性梗塞
3．徐脈
4．脳動脈瘤破裂

解説
塞栓症では塞栓部が再開通し，血流が再流入することで，脆弱になった梗塞部に出血を起こし，出血性梗塞となることがある．

【問題42】原発性自然気胸について誤っている記述はどれか．
1．若年者に多い
2．肥満者に多い
3．喫煙者に多い
4．再発率が高い

解説
原発性自然気胸は，やせ型の若い男性に多く，喫煙が関係しており，再発率が高い．

解答

【問題37】 2　【問題38】 2　【問題39】 4

●次の文で示す症例について，【問題43】，【問題44】の問に答えよ。
「20歳の男性。10日前，バイク事故により頸椎を損傷し脊髄損傷となった。上肢下肢に麻痺がある。」

【問題43】この患者で現在みられないのはどれか。
1．呼吸障害
2．血圧の変動
3．消化性潰瘍
4．異所性骨化

- 解説 -
異所性骨化は骨組織以外の軟部組織に骨新生が起こる。麻痺域の関節周辺（膝・股・肘）に好発するが，発症は受傷後3カ月前後経過してからである。

【問題44】この患者の病態管理で適切でないのはどれか。
1．頸部保護
2．体温管理
3．体位変換
4．持続導尿

- 解説 -
排尿管理では可能な限り持続導尿は行わず，排尿訓練を実施する。尿閉の場合には間欠導尿法を行う。

【問題45】ヘバーデン結節について誤っているのはどれか。
1．女性に多い。
2．近位指節間関節に生じる。
3．変形性関節症である。
4．初期には軽度発赤・熱感を伴う。

- 解説 -
ヘバーデン結節は遠位指節間関節（DIP関節）の変形性関節症で，40歳過ぎの女性に多く発症する。急性期には炎症症状を伴う場合がある。

解答

【問題40】3　【問題41】2　【問題42】2
【問題43】4　【問題44】4　【問題45】2

9．リハビリテーション医学

項目とポイント（カッコ内が重要ポイントです。）
リハビリテーション医学では，
1．リハビリテーション概論（① リハビリテーションの理念 ② 障害のとらえ方）
2．医学的リハビリテーションの概要（① リハビリテーション医療 ② リハビリテーションチーム）
3．障害の評価（① 機能・形態障害の評価 ② 能力障害の評価）
4．リハビリテーション治療（① 理学療法 ② 作業療法 ③ 言語聴覚療法 ④ 義肢装具療法）
5．運動学（① 姿勢と運動のコントロール ② 四肢と体幹の運動 ③ 歩行）
6．リハビリテーション治療各論（① 脳卒中 ② 脊髄損傷 ③ 切断 ④ 脳性麻痺 ⑤ 慢性閉塞性換気障害 ⑥ 運動器疾患）
の項目に分かれております。

【問題1】第6頸髄レベルの脊髄損傷患者とその合併症との組み合わせで誤っているのはどれか。
1．うつ熱－解熱剤投与
2．殿部褥瘡－体位変換
3．尿路感染－間欠導尿
4．自律神経過反射－便秘予防

解説
1．うつ熱は発汗機能の低下が原因で体温の上昇が起こるため，室温の調整や冷却が必要となる。

【問題2】肩手症候群の症状で最も適切なのはどれか。
1．手指末端の壊死
2．肩関節亜脱臼
3．手掌のしびれ
4．手背の腫脹

解説
肩手症候群は脳血管障害後などに出現する症状で，肩から手の疼痛，運動制限，腫脹などが起こり，肩，手指関節の拘縮，筋萎縮の原因となる。

【問題3】上肢の屈筋共同運動で誤っている組み合わせはどれか。
1．肩関節－外転
2．肘関節－屈曲
3．前腕－回内
4．手関節－掌屈

解説
3．前腕の屈筋共同運動は回外である。

【問題4】深部組織への温熱効果が最も低い物理療法はどれか。
1．低周波療法
2．超音波療法
3．紫外線療法

解答

解答は次ページ下欄にあります。

第1章　専門基礎科目　　163

4．赤外線療法

解説

深部組織への熱到達度は，赤外線→ホットパック・パラフィン浴→極超短波→超音波の順に高くなる。

【問題5】正常な1歳児で不可能な動作はどれか。
1．おもちゃをつかむ。
2．ビー玉をつまむ。
3．手放しで立つ。
4．ひとり歩きをする。

解説

4．ひとり歩きができるのは14～15カ月頃である。

【問題6】嚥下機能障害に対するスクリーニングとして用いられる検査はどれか。
1．水飲みテスト
2．嚥下造影検査
3．血清CRP
4．胸部単純エックス線検査

解説

嚥下機能障害のスクリーニング検査には，水飲みテスト，反復唾液嚥下テストなどを用いる。

【問題7】身体障害者手帳の交付対象でないのはどれか。
1．じん臓機能障害
2．そしゃく・嚥下機能障害
3．平衡機能障害
4．高次脳機能障害

解説

身体障害者手帳の交付対象となるのは，①視覚障害②聴覚・平衡障害③音声・言語・そしゃく機能障害④肢体不自由⑤心臓機能障害⑥腎臓機能障害⑦呼吸機能障害⑧膀胱直腸機能障害⑨小腸機能障害である。

解答

【問題1】1　【問題2】4　【問題3】3

【問題8】末梢神経障害と装具との組み合わせで誤っているのはどれか。
1．正中神経麻痺－対立装具
2．尺骨神経麻痺－ナックルベンダー
3．橈骨神経麻痺－トーマススプリント
4．脛骨神経麻痺－長下肢装具

> 解説

4．長下肢装具の適応は大腿四頭筋筋力低下，反張膝，内・外反膝，膝関節不安定などである。

【問題9】脳卒中急性期における良肢位で誤っているのはどれか。
1．肩関節外転
2．手関節背屈
3．股関節屈曲
4．膝関節伸展

> 解説

4．良肢位保持では膝関節は軽度屈曲位となる。

【問題10】肩甲上腕リズムで正しいのはどれか。
1．肩甲骨上方回旋15度・肩関節外転75度
2．肩甲骨上方回旋30度・肩関節外転60度
3．肩甲骨上方回旋60度・肩関節外転30度
4．肩甲骨上方回旋75度・肩関節外転15度

> 解説

肩甲上腕リズムとは，肩関節の動きに伴って肩甲骨が連動する動きのことで，肩関節外転60度のときは肩甲骨の上方回旋角度が30度となる。

【問題11】在宅ケアとして利用されるのはどれか。
1．脳卒中ケアユニット
2．通所リハビリテーション施設
3．重度心身障害児病棟
4．回復期リハビリテーション病棟

―― 解答 ――

【問題4】4　【問題5】4　【問題6】1　【問題7】4

解説
2．通所リハビリテーション施設とは介護認定を受けている要介護者が在宅サービスの一環として主治医の指示のもと，リハビリテーション等のサービスを受けることができる施設である。

【問題12】四肢の末梢神経麻痺のリハビリテーションで行わないのはどれか。
1．関節可動域訓練
2．低周波治療
3．装具療法
4．温熱療法

解説
4．四肢の末梢神経麻痺では，知覚障害がある可能性があるため，温熱療法はやけど等の危険性があり注意が必要である。

【問題13】患肢で荷重するときに義足を必要とする切断部位はどれか。
1．大腿切断
2．膝関節離断
3．サイム切断
4．中足骨切断

解説
1．大腿切断には大腿義足が適応され，歩行時の体重支持が有利となり安定性が向上するなどの特徴がある。

【問題14】下肢のブルンストロームステージで「共同運動がわずかに出現し，痙性が出始める」のはどれか。
1．ステージⅠ
2．ステージⅡ
3．ステージⅢ
4．ステージⅣ

解説
ブルンストローム法は，片麻痺の回復過程をステージ分類したもので，下肢

解答
【問題8】4　【問題9】4　【問題10】2　【問題11】2

のステージⅡは共同運動，あるいはその一部がわずかに出現（連合反応，反射を含む）し，痙性が出現する。

【問題15】脳卒中片麻痺患者に用いる装具はどれか。
1．短下肢装具
2．免荷装具
3．股関節装具
4．腰椎装具

- 解説 -
1．短下肢装具は脳卒中片麻痺患者の早期歩行獲得に有用で，痙性麻痺による尖足矯正などの目的で使用される。

【問題16】筋力MMT2の関節運動に対し，筋力増強目的で運動療法を行う場合に，最も適切なのはどれか。
1．他動運動
2．自動運動
3．自動介助運動
4．自動抵抗運動

- 解説 -
3．筋力MMT2の場合，重力に打ち勝って自動運動を行うことができない状態にあるので，筋力増強訓練は自動介助運動を実施する。

【問題17】医学的リハビリテーションチームを構成するメンバーでないのはどれか。
1．理学療法士
2．臨床心理士
3．ソーシャルワーカー
4．ホームヘルパー

- 解説 -
4．ホームヘルパーは，在宅での家事援助や身体介護などの日常生活援助を業務としており，医学的リハビリテーションチームの構成メンバーではない。

- 解答 -
【問題12】4　【問題13】1　【問題14】2

第1章　専門基礎科目　　167

【問題18】大腿骨頸部骨折に対する人工骨頭置換術前後のリハビリテーションで正しい記述はどれか。
1．手術前は両下肢の自動運動を禁止する。
2．手術創が癒合し抜糸してから座位を開始する。
3．座位が安定してから歩行訓練を開始する。
4．術後1カ月は患肢の加重を禁止する。

▶解説
1．筋力低下を予防するため，両下肢の自動運動は積極的に行う。
2．寝たきりを予防するため，術後翌日より椅座位を開始する。
3．術後の動作訓練は座位→立位→歩行の順で行う。
4．術後1週間程度で立位での加重訓練を開始する。

【問題19】胸髄レベルの脊髄損傷完全麻痺患者について誤っている記述はどれか。
1．横隔膜麻痺がある。
2．排便障害がみられる。
3．対麻痺をきたす。
4．移動には手動式車いすが必要である。

▶解説
1．横隔膜麻痺は損傷レベルが第3頸髄以上でみられる。

【問題20】脳卒中片麻痺患者への歩行指導について誤っている記述はどれか。
1．歩行訓練開始時は平行棒を使用する。
2．感覚障害が強い患者には長下肢装具を使用させる。
3．見守り歩行では介助者は患者の健側に位置する。
4．3動作歩行では杖をついた後は患側下肢を前に出させる。

▶解説
3．見守り歩行では患者は患側に転倒しやすいため，介助者は患側に位置する。

【問題21】高次脳機能障害はどれか。
1．半側空間無視

―解答―
【問題15】1　【問題16】3　【問題17】4

第2編　国家試験問題

2．意識障害
3．食欲亢進
4．不眠

> 解説

1．半側空間無視は高次脳機能障害に含まれる。高次脳機能障害には認知症，注意障害，記憶障害，失語，失認，失行などがある。

【問題22】正常歩行周期において二重支持期の割合として正しいのはどれか。
1．60％
2．40％
3．20％
4．5％

> 解説

3．二重支持期とは歩行中両足で支持する時期をいい，立脚相と遊脚相移行期にみられる。二重支持期は歩行周期中10％ずつ2度みられ，合計で20％となる。

【問題23】膝関節で誤っている記述はどれか。
1．屈伸運動では，ころがり運動とすべり運動を伴う。
2．伸展運動の最終時期に，大腿骨に対して脛骨は外旋する。
3．外側側副靱帯は膝関節の外反を防ぐ。
4．前十字靱帯は大腿骨に対する脛骨の前方移動を防ぐ。

> 解説

3．外側側副靱帯は膝関節の内反を予防しており，外反を予防しているのは内側側副靱帯である。

【問題24】日常生活の評価法の1つであるバーセル・インデックスの評価項目に含まれないのはどれか。
1．コミュニケーション
2．移動
3．トイレ動作
4．入浴

> 解答

【問題18】3　【問題19】1　【問題20】3

解説
バーセル・インデックスに含まれる評価項目は ①食事 ②移動 ③整容 ④トイレ ⑤入浴 ⑥歩行 ⑦階段昇降 ⑧更衣 ⑨便失禁 ⑩尿失禁である。

【問題25】関節可動域の測定基本肢位について誤っている組み合わせはどれか。
1．肘関節屈曲－前腕回外位
2．手関節橈屈－前腕回内位
3．前腕回外－肘関節90度屈曲位
4．肩関節外旋－肘関節45度屈曲位

解説
4．肩関節外旋位の測定は、肘関節90度屈曲位で実施する。

【問題26】ウェルニッケ失語で正しいのはどれか。
1．流暢な発語
2．聴覚の異常
3．麻痺性構音障害
4．見当識障害

解説
ウェルニッケ失語は感覚性失語とも呼ばれ、多弁・流暢、意味不明の言葉、理解力の低下、復唱障害などが特徴としてある。

【問題27】歩行周期の踵接地時に筋活動を認めない筋はどれか。
1．大殿筋
2．前脛骨筋
3．ヒラメ筋
4．大内転筋

解説
3．ヒラメ筋は立脚相末期に強く活動する筋である。

【問題28】痙縮の理学療法として有効でないのはどれか。
1．温熱療法

解答
【問題21】1　【問題22】3　【問題23】3　【問題24】1

2．痙縮筋の筋力増強
3．痙縮筋の持続伸長（ストレッチ）
4．拮抗筋の収縮

▶解説

　痙縮（けいしゅく）は脳卒中などで錘体路が障害されると出現する筋緊張異常症状である。痙縮筋の筋力増強訓練は痙縮をより増強させ動作を困難にする可能性があるため有効ではない。

【問題29】関節リウマチ患者の筋力増強法として最も適切なのはどれか。
1．等運動性訓練
2．求心性筋収縮訓練
3．遠心性筋収縮訓練
4．等尺性筋収縮訓練

▶解説

4．関節リウマチ患者に対する筋力増強訓練はなるべく関節に負担をかけない方法をとるのが適切である。等尺性筋収縮訓練は関節運動を伴わないため関節への負担は軽減される。

【問題30】慢性閉塞性肺疾患のリハビリテーション内容で誤っているのはどれか。
1．リラクゼーション
2．口すぼめ呼吸
3．速い呼吸パターン指導
4．四肢・体幹の筋力強化

▶解説

　慢性閉塞性肺疾患の患者は頻回で浅い呼吸（胸式呼吸）になるため、ゆっくりと深い呼吸（腹式呼吸）を指導する。

――――――― 解答 ―――――――

【問題25】4　【問題26】1　【問題27】3
【問題28】2　【問題29】4　【問題30】3

第2章

専門科目

1．東洋医学概論

> **項目とポイント（カッコ内が重要ポイントです）**
> 東洋医学概論では
> 1．東洋医学の基礎（① 東洋医学の特色 ② 陰陽論 ③ 五行論）
> 2．気血・津液の生理（① 気 ② 血 ③ 津液）
> 3．六臓六腑（① 六臓 ② 六腑 ③ 奇恒の腑）
> 4．臓腑経絡論（① 経絡論の概要）
> 5．病因論（① 内因 ② 外因 ③ 三毒説）
> 6．病理と病証（① 八網病症 ② 気血津液の病理・病証 ③ 五臓六腑の病理・病証 ④ 経脈病証 ⑤ 奇経八脈病証 ⑥ 六経病証）
> 7．東洋医学的診察法と証の立て方（① 四診法）
> 8．治療法（① 治療の原則 ② 治療の法則 ③ 鍼灸の補瀉）
> の項目に分かれております。

＊解説には問題文の中の用語の読み方を記載しています。前の問題に出たものに関しては省略している部分もあります。

【問題1】難経六十九難の法則で脾虚証に補法を行う経穴はどれか。
1．至陰
2．大都
3．復溜
4．曲泉

▶解説◀
1．至陰（しいん）2．難経六十九難（なんぎょうろくじゅうきゅうなん）の法則で脾虚（ひきょ）証に補法を行う経絡は大都（だいと）と少府（しょうふ）である。3．復溜（ふくりゅう）4．曲泉（きょくせん）
＊補法は刺鍼を補う目的で用いる手技操作。

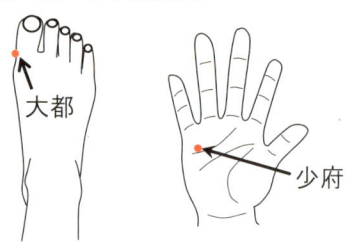

●次の文で示す患者について，【問題2】，【問題3】の問に答えよ。
「頭痛，首と肩がこる，手足の関節が痛む，厚着をしても寒い，微熱，薄白苔，緊脈」

【問題2】最も考えられる病証はどれか。
1．表熱
2．裏熱
3．表寒
4．裏寒

▶解説◀
1．表熱（ひょうねつ）2．裏熱（りねつ）3．症例の症状から最も考えられる病証は，表寒（ひょうかん）の証である。4．裏寒（りかん）

―――――――――――― 解答 ――――――――――――
解答は次ページ下欄にあります。

第2章　専門科目　　　　　　　　　　　　173

【問題3】この患者の症状として正しいのはどれか。
1．口渇
2．食欲不振
3．無汗
4．泄瀉

●解説
1．口渇（こうかつ）3．表寒（ひょうかん）の証の症状では，悪寒，発熱，頭痛，無汗，下痢，舌苔薄白（ぜったいはくはく）などがある。4．泄瀉（せっしゃ）

【問題4】九変に応ずる刺法で筋痺のときに圧痛点へ刺すのはどれか。
1．焠刺
2．絡刺
3．輪刺
4．経刺

●解説
九変に応ずる刺法とは，①輪刺（りんし）②遠導刺（えんどうし）③経刺（けいし）④絡刺（らくし）⑤分刺（ぶんし）⑥大瀉刺（だいしゃし）⑦毛刺（もうし）⑧巨刺（こし）⑨焠刺（さいし）の九つの刺法のことをいい，筋痺（きんひ）（筋がひきつって痛いなど）のときに圧痛点（あっつうてん）を治療点として刺す刺法を焠刺（さいし）という。

●次の文で示す患者について，【問題5】，【問題6】の問に答えよ。
「45歳の男性。首や肩のこりが強く，寝汗をよくかき熟睡できない。便が硬く排便しづらい」

【問題5】最も考えられる病証はどれか。
1．気虚証
2．血虚証
3．陽虚証
4．陰虚証

●解説

━━━━━━━━━━━━解答━━━━━━━━━━━━

【問題1】2　【問題2】3

1．気虚（ききょ）証　2．血虚（けっきょ）証　3．陽虚（ようきょ）証
4．症状から最も考えられる病証は陰虚（いんきょ）証である。

【問題6】この患者の舌の所見と脈状との組み合わせで正しいのはどれか。
1．胖舌－結脈
2．痩舌－滑脈
3．紅舌－細脈
4．淡舌－弦脈

解説
1．胖舌（はんぜつ），結脈（けつみゃく）脈拍が緩慢でリズムが変化する脈。
2．痩舌（そうぜつ），滑脈（かつみゃく）なめらかな脈。3．陰虚（いんきょ）証の舌質は紅色少苔（こうしょくしょうたい）で脈状は細弱が特徴である。細脈（さいみゃく）細いがしっかりと指に触れる脈。4．淡舌（たんぜつ），弦脈（げんみゃく）弾力に富み弓の弦のような脈。

【問題7】一定の時刻に発熱する特徴をもつのはどれか。
1．壮熱
2．潮熱
3．但熱不寒
4．往来寒熱

解説
1．壮熱（そうねつ）2．潮熱（ちょうねつ）とは，毎日一定時刻になると発熱を繰り返すものをいう。一般的には午後に発熱するものが多い。3．但熱不寒（たんねつふかん）4．往来寒熱（おうらいかんねつ）

【問題8】次の文で示す経脈病証に用いる経穴について適切なのはどれか。
「舌の根元の痛み，腹部膨満感，下痢，全身倦怠感，下肢内側の痛み」
1．太渓
2．太白
3．衝陽
4．侠渓

解答

【問題3】3　【問題4】1　【問題5】4

解説
1．太渓（たいけい） 2．問題文より症例は脾経（ひけい）の病証であると考えられる。太白（たいはく）は脾経の経穴で，脾の機能を高める効果がある。
3．衝陽（しょうよう） 4．侠渓（きょうけい）

＊脾とは飲食物の消化を進め栄養価の高い成分を作る消化器全体を指す。

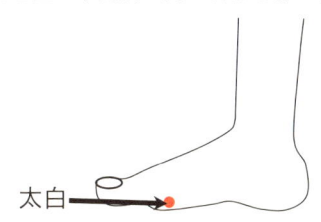

太白

【問題9】食滞について誤っている記述はどれか。
1．食を嫌う。
2．舌酸がある。
3．大便に酸臭がある。
4．消渇が起こる。

解説
2．舌酸（ぜっさん） 3．食滞（しょくたい）の主症は，食を嫌う，胸や胃がつかえて苦しい，舌酸，大便に酸臭があるなどがある。 4．消渇（しょうかつ）

【問題10】五志に含まれないのはどれか。
1．悲
2．恐
3．怒
4．喜

解説
五志（ごし）は怒・喜・思・憂・恐からなり，これらに変調があれば，特定の臓器に障害をもたらす病因となる。

解答
【問題6】 3 【問題7】 2 【問題8】 2

【問題11】所見と病証との組み合わせで正しいのはどれか。
1．隠痛－陰実証
2．潮熱－陽実証
3．盗汗－陰虚証
4．拒按－陽虚証

▶解説
1．隠痛（いんつう）－陰実証（いんじつしょう）2．潮熱（ちょうねつ）－陽実証（ようじつしょう）3．盗汗（とうかん）とは寝汗のことで，陰虚（いんきょ）により起こるものが多い。4．拒按（きょあん）－陽虚証（ようきょしょう）

【問題12】津液について正しい記述はどれか。
1．津液は腎と膀胱で生成される。
2．津液の代謝機能を三焦気化という。
3．津液は経脈を通じて全身に流れる。
4．津液が停滞する病理変化を津傷という。

▶解説
津液（しんえき）とは，体内の水分の総称である。
1．津液の源は飲食物であり，これらが胃や腸に入って，水溶のものが分離されて作られたものが津液である。
2．三焦気化（さんしょうきか）とは三焦（上焦（じょうしょう），中焦（ちゅうしょう），下焦（かしょう））のもつ津液の代謝機能のことである
3．津液は肺を通して全身に布散する。
4．津液の絶対量が不足した状態を津傷（しんしょう）という。

【問題13】五行色体で相剋関係にある組み合わせはどれか。
1．焦－燥
2．面－唇
3．憂－恐
4．汗－涕

▶解説

━━━━━━━━ 解答 ━━━━━━━━
【問題9】4　【問題10】1

相剋（そうこく）関係とは，①火剋金（かこくこん）　②金剋木（ごんこくもく）　③木剋土（もっこくど）　④土剋水（どこくすい）　⑤水剋火（すいこくか）の関係をいい，五行の相剋関係にあるのは汗（火）と涕（てい≒はなみず）（金）である。

＊五行の一つが特定の相手（他の五行）を抑える関係を「五行の相克関係」という。

【問題14】迎随の補瀉で補法はどれか。
1．孔最に肘関節に向けて刺す。
2．地機に足関節に向けて刺す。
3．三陽絡に手関節に向けて刺す。
4．陰市に膝関節に向けて刺す。

▶解説

1．孔最（こうさい）　2．地機（ちき）　3．三陽絡（さんようらく）　4．迎随（げいずい）の補法（ほほう）とは，鍼を経路の流注方向に沿って刺すことで，胃経（いけい）の経穴である陰市（いんし）は，経穴が膝上3寸にあり，膝関節に向けて刺すと，経絡の流注方向に沿って刺すことになる。

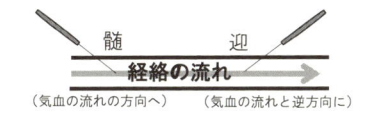

随　　　　　迎
経絡の流れ
（気血の流れの方向へ）　（気血の流れと逆方向に）

経路の流れに沿って鍼を刺す

【問題15】六部定位脈診で左手尺中の沈が虚している場合，難経六十九難に基づく配穴で適切な組み合わせはどれか。
1．中衝－大敦
2．尺沢－陰谷
3．陰谷－曲泉
4．経渠－復溜

▶解説

　六部定位脈診とは，手首の寸口・関上・尺中の部位で左右の寸関尺の六部を比較する方法。沈とは，脈象の呼び名で軽く指をあてただけでは触れず，強く押して触れる脈を言う。病位は深く裏にある。虚とは，脈象の呼び名で，浮い

解答

【問題11】　3　【問題12】　2　【問題13】　4

て柔らかく力がなく空虚な感触。「沈が虚している」は深い脈が弱くなっている状態。1．中衝（ちゅうしょう）－大敦（たいとん）　2．尺沢（しゃくたく）－陰谷（いんこく）　4．左手の尺中を沈めるのは腎虚の有無をみる場合で，難経六十九難に基づく配穴は経渠（けいきょ）（肺経）と復溜（ふくりゅう）（腎経）である。

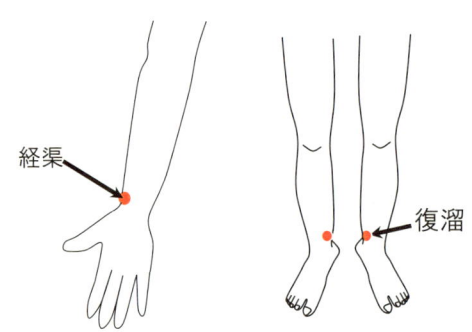

経渠

復溜

【問題16】施灸で補法はどれか。
1．取穴数を多くする。
2．間を置かず施灸する。
3．艾炷を強く押しつけて置く。
4．艾炷の底面を小さくする。

解説

1．取穴数（しゅけつすう）　3．艾炷（がいしゅ）　4．施灸で補法は艾炷の底面を小さくすることで，他の方法は瀉法（しゃほう）である。

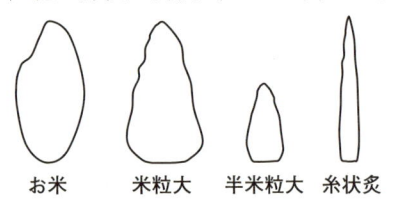

お米　米粒大　半米粒大　糸状灸

取穴数はつぼの数。艾炷はもぐさを指で円形にした状態。

解答

【問題14】4　【問題15】4

第2章　専門科目

【問題17】八綱病症で実証はどれか。
1．疼痛部を押すと痛みが増強する。
2．長期間微熱が続いている。
3．小便の回数が多い。
4．鈍痛が持続している。

▶解説

　八綱（はちこう）とは，病位・病情・病勢を，陰陽概念により表裏・寒熱・虚実に統括した病証である。実証とは邪気の亢進であり，邪気の旺盛さを主とする病理の反映である。症候は，呼吸や語声があらく強い，無汗，便秘，小便の回数が少ない。疼痛部を押すと痛みが増強するなどがある。

【問題18】所見と病証との組み合わせで正しいのはどれか。
1．口淡－脾気虚証
2．口苦－脾陽虚証
3．無苔－脾胃湿熱
4．消穀善飢－脾気虚証

▶解説

1．口淡（こうたん）とは食物を食べても味がしない状態のことで，脾気虚（ひききょ）の証である。2．口苦（こうく）－脾陽虚証（ひようきょしょう）3．無苔（むたい）－脾胃湿熱（ひいしつねつ）4．消穀善飢（しょうこくぜんき）

【問題19】津液の不足による症状はどれか。
1．小便自利
2．目眩
3．口渇
4．自汗

▶解説

1．小便自利（しょうべんじり）小便が出やすい状態。2．目眩（めまい）3．津液の不足では目，鼻，口の乾燥や，毛髪の艶がなくなる，皮膚に張りがない，口渇，尿量の減少，便秘などが起こる。4．自汗（じかん）は安静にしていても，あるいはほんの少し動いただけで発汗すること（動かなくてもジワーっと

━━解答━━

【問題16】　4

●次の文で示す患者について，【問題20】，【問題21】の問に答えよ。
「55歳の女性。皮下出血しやすく，皮膚はかさつき，腹が張る。月経時に血塊を伴う」

【問題20】最も考えられる病証はどれか。
1．水滞
2．血虚
3．気逆
4．瘀血

> 解説

1．水滞（すいたい）2．血虚（けっきょ）3．気逆（きぎゃく）4．最も考えられる病証は瘀血（おけつ）である。瘀血とは血の鬱滞（うったい）や内出血などを起こした状態をいう。

【問題21】この患者の舌証として正しいのはどれか。
1．紫舌
2．燥苔
3．胖舌
4．灰苔

> 解説

1．紫舌（しぜつ）。瘀血では臓腑や経絡の局部の流通が阻害され，疼痛，腹瘤，舌のチアノーゼなどが症状として出現する。2．燥苔（そうたい）3．胖舌（はんぜつ）4．灰苔（はいたい）

【問題22】脾虚の症状はどれか。
1．陽萎
2．軟便下痢
3．咳嗽
4．目のかすみ

解答

【問題17】1　【問題18】1　【問題19】3

第2章 専門科目

▶解説
1．陽萎（ようい）男性の機能障害のこと。2．脾の機能が失調すると，飲食物の消化・吸収，水分代謝などに影響する。軟便下痢は脾虚（ひきょ）の症状である。3．咳嗽（がいそう）咳のこと。

【問題23】「陰が不足すれば陽が優勢となり，陽が不足すれば陰が優勢となる」を表現するのはどれか。
1．陰陽互根
2．陰陽消長
3．陰陽転化
4．陰陽制約

▶解説
1．陰陽互根（いんようごこん）陰と陽は互いに補う関係にある。2．陰陽消長（いんようしょうちょう）とは，陰陽のどちらかが増減すれば，必ずもう一方に影響するということで，陰が不足すれば陽が優勢となり，陽が不足すれば陰が優勢となる表現となる。3．陰陽転化（いんようてんか）陰陽のどちらかがある段階まで発展すると陰が陽に，陽が陰に変わること。4．陰陽制約（いんようせいやく）陰陽の変化がかたよらないよう互いに制約しあう事。

【問題24】十二刺に含まれないのはどれか。
1．浮刺
2．直鍼刺
3．賛刺
4．大瀉刺

▶解説
十二刺は十二経に応ずる刺法で　①偶刺（ぐうし）　②報刺（ほうし）　③恢刺（かいし）　④斉刺（さいしまたはせいし）　⑤揚刺（ようし）⑥直鍼刺（ちょくしんし）　⑦輸刺（ゆし）⑧短刺（たんし）⑨浮刺（ふし）⑩陰刺（いんし）⑪傍鍼刺（ぼうしんし）⑫賛刺（さんし）からなる。

― 解答 ―

【問題20】 4　【問題21】 1　【問題22】 2

【問題25】季節と脈状との組み合わせで正しいのはどれか。
1．春－緩脈
2．夏－洪脈
3．秋－石脈
4．冬－毛脈

- 解説 -
1．緩脈（かんみゃく）2．洪脈（こうみゃく）は夏（心）の脈である。
3．石脈（せきみゃく）4．毛脈（もうみゃく）

【問題26】痛みの性質と病証との組み合わせで誤っているのはどれか。
1．酸痛－虚証
2．重痛－湿証
3．刺痛－血瘀
4．陰痛－気滞

- 解説 -
1．酸痛（さんつう）2．重痛（じゅうつう）3．刺痛（しつう）4．陰痛（いんつう）（がまんできる持続性の鈍痛）は虚証でみられる。

【問題27】腎経の経脈病証の所見として適切でないのはどれか。
1．立ちくらみ
2．足底のほてり
3．季肋部のつかえ
4．血痰

- 解説 -
3．季肋部（きろくぶ）のつかえは肝経（かんけい）の経脈病証（けいみゃくびょうしょう）である。季肋部とはみぞおちのことです。

【問題28】喉の腫れ，鼻出血および下の歯の痛みを呈する経脈病証はどれか。
1．太陽経
2．膀胱経
3．三焦経

解答

【問題23】2　【問題24】4

4．胆経

解説
1．喉の腫れ，鼻出血，下の歯の痛みなどの症状は陽明太陽経（たいようけい）の病証である。2．膀胱経（ぼうこうけい）3．三焦経（さんしょうけい）4．胆経（たんけい）

【問題29】外邪とその性質との組み合わせで誤っているのはどれか。
1．湿邪－脾胃を犯しやすい。
2．寒邪－内風を生じる。
3．暑邪－気と津液を消耗する。
4．風邪－衛気を犯し，変化しやすい。

解説
1．湿邪（しつじゃ）2．寒邪（かんじゃ）は陽気を損傷し，悪寒などの症状を出現させたり，気血を渋滞させ，痛みを引き起こす。3．暑邪（しょじゃ）

【問題30】右肩関節痛に対して左肩に刺鍼する刺法はどれか。
1．遠道刺
2．絡刺
3．毛刺
4．巨刺

解説
1．遠道刺（えんどうし）4．巨刺（こし）は経脈が病んでいるとき，左側に症状があれば右側を，右側に症状があれば左側を刺す刺法である。

●次の文で示す病証について，問題31，問題32の問に答えよ。
「咽喉の閉塞感，怒りっぽい，抑うつ，胸脇苦満」

【問題31】最も考えられる脈状はどれか。
1．濡脈
2．弦脈
3．滑脈

解答

【問題25】2　【問題26】4　【問題27】3

4．結脈

> **解説**
> 胸脇苦満（きょうきょうくまん）1．濡脈（じゅみゃく）2．（文章から最も考えられるのは肝（肝気の鬱滞）の病証である。脈状は弦脈（げんみゃく）となる。3．滑脈（かつみゃく）4．結脈（けつみゃく）

【問題32】本病証に用いる鍼の補瀉法で適切なのはどれか。
1．細い鍼を用いる。
2．経穴をよく按じてから刺入する。
3．呼気に刺入し，吸気に抜鍼する。
4．抜鍼後，鍼孔を指で塞がない。

> **解説**
> 肝気の鬱滞は陽病（ようびょう）なので，瀉法（しゃほう）を用いる。瀉法とは，刺鍼に加える手技操作で，邪気や余っている気や血を移動させる方法。1～3は補法である。

【問題33】四肢の冷え，胸痛，虚寒を示す病証はどれか。
1．肝陰虚
2．腎陰虚
3．心陽虚
4．脾陽虚

> **解説**
> 1．肝陰虚（かんいんきょ）2．腎陰虚（じんいんきょ）3．四肢の冷え，胸痛などの症状は心陽虚（しんようきょ）の病証である。心陽虚とは心の陽気が不足して起こる虚寒病証である。4．脾陽虚（ひようきょ）

【問題34】熱証にみられないのはどれか。
1．煩燥
2．月経先期
3．小便自利
4．口渇

解答

【問題28】1　【問題29】2　【問題30】4　【問題31】2

▶解説
1．煩燥（はんそう）2．月経先期（げっけいせんき）3．熱証では小便自利（多尿）はみられず，小便不利（尿量の減少）がみられる。

【問題35】寒邪の特徴でないのはどれか。
1．収縮作用をもつ。
2．気血を阻滞する。
3．遊走性をもつ。
4．陰性の外邪である。
▶解説
3．遊走性（ゆうそうせい）（動きやすく，変化しやすい）の性質をもつのは風邪である。

【問題36】陰陽の分類について正しい組み合わせはどれか。
1．血－陽
2．営－陰
3．津－陰
4．腹－陽
▶解説
営は陰に属す。血は陰に属し，津は陽に属し，腹は陰に属す。

【問題37】十二刺のうち，患部に一鍼，その傍に一鍼ずつ刺す刺法はどれか。
1．恢刺
2．揚刺
3．報刺
4．斉刺
▶解説
1．恢刺（かいし）2．揚刺（ようし）3．報刺（ほうし）4．斉刺は冷え，痛み等の範囲が狭く深部にあるとき，その中心に一鍼，すぐ両側にそれぞれ一鍼ずつ一直線に並ぶように刺す。

― 解答 ―

【問題32】4　【問題33】3　【問題34】3

【問題38】古代九鍼で按圧するのはどれか。
1．員利鍼
2．長鍼
3．員鍼
4．大鍼

● 解説
1．員利鍼（いんりしん） 2．長鍼（ちょうしん） 3．員鍼（えんしん）は筒状で尖端が卵のように丸く，分肉（ぶんにく）の間（ごく浅いところ）をこすって気を満たすときに用いる。4．大鍼（だいしん）

【問題39】次の文で示す奇経八脈病証はどれか。
「腰がはり，腰は弛緩して，力が入らず，水の中に座っているような無力と寒気を覚える」
1．督脈
2．任脈
3．衝脈
4．帯脈

● 解説
1．督脈（とくみゃく） 2．任脈（にんみゃく） 3．衝脈（しょうみゃく） 4．帯脈病証は腰がはり，腰は水中に座っているときのように冷えたり，フワフワすわりが悪いなどの症状がある。

【問題40】呼吸に関与しているのはどれか。
1．肝
2．腎
3．脾
4．心

● 解説
2．腎は納気を主るという生理機能があり，腎の納気機能が低下すると，喘息や呼吸困難，息切れなどが病証として現れる。

解答

【問題35】3　【問題36】2　【問題37】4

第2章　専門科目

【問題41】三焦について誤っているのはどれか。
1．皮膚に潤いを与える。
2．体温を調節する。
3．体液を心へ運搬する。
4．衛気を全身にめぐらせる。

▶解説
3．体液を心へ運搬するのは，脾胃の役割である。

【問題42】飲食物の伝化・排泄に直接関与しないのはどれか。
1．胆
2．小腸
3．三焦
4．胃

▶解説
1．胆は，精汁（せいじゅう）（胆汁）を貯蔵する役割があり，飲食物の伝化・排泄に直接関与しない。3．三焦（さんしょう）

【問題43】臓器について誤っている組み合わせはどれか。
1．腎－津液を主る
2．胆－作強の官である
3．胃－腐熟を主る
4．肺－水道を主る

▶解説
2．胆は中正の官（他の臓腑の活動を監視する働き）であり，作強（さきょう）の官（身体を活発にし，病気にかかりにくい状態にする働き）は腎である。

【問題44】血について誤っている記述はどれか。
1．肝に貯蔵される。
2．営気とともに脈中をめぐる。
3．心によって推動される。
4．脾が各器官に配分する。

◀解答▶

【問題38】3　【問題39】4　【問題40】2

> 解説
4．各器官に配分するのは肝の作用である。脾の作用は統血（血が脈外に漏れないように働く作用）である。

【問題45】胃熱による症状はどれか。
1．梅核気
2．心下痞
3．消穀善飢
4．五更泄瀉

> 解説
1．梅核気（ばいかくき）2．心下痞（しんげひまたはしんかひ）3．胃熱では食欲の亢進や食後すぐに空腹感を感じるようになる（消穀善飢）（しょうこくぜんき）症状が出現する。4．五更泄瀉（ごこうせっしゃ）

──解答──

【問題41】3　【問題42】1　【問題43】2　【問題44】4　【問題45】3

2．経絡経穴学

> **項目とポイント（カッコ内が重要ポイントです）**
> 経絡経穴学では
> 1．経脈の意義（① 十二正経 ② 奇経）
> 2．経穴の意義と概要（① 取穴法）
> 3．所属経穴をもつ奇経（① 任脈 ② 督脈）
> 4．十二正経（① 手の太陰肺経 ② 手の陽明大腸経 ③ 足の陽明胃経 ④ 足の太陰脾経 ⑤ 手の太陽小腸経 ⑥ 足の太陽膀胱経 ⑦ 足の少陰腎経 ⑧ 手の厥陰心包経 ⑨ 手の少陽三焦経 ⑩ 足の少陽胆経 ⑪ 足の厥陰肝経）
> 5．経穴の応用（① 要穴 ② 組み合わせ穴 ③ 奇穴）
> 6．経絡・経穴の現代医学的研究（① 経絡の研究 ② 経穴の研究）
> の項目に分かれております。

＊解説には問題文の中の用語の読み方を記載しています。前の問題に出たものに関しては省略している部分もあります。

第2編　はり師・きゅう師国家試験問題

【問題1】中風七穴と脚気八処の穴に共通する経穴はどれか。
1．百会
2．曲池
3．足三里
4．上巨虚

▶解説

　中風七穴（ちゅうふうななけつ）とは百会（ひゃくえ），曲鬢（きょくびん），肩井（けんせい），曲池（きょくち），風市（ふうし），足三里（あしさんり），懸鍾（けんしょう）の七穴をいい，脚気八処（かっけはっしょ）とは風市，伏兎（ふくと），犢鼻（とくび），外膝眼（がいしつがん），足三里，上巨虚（じょうこきょ），下巨虚（げこきょ），懸鍾（けんしょう）の8穴をいう。中風七穴と脚気八処に共通する経穴は足三里である。

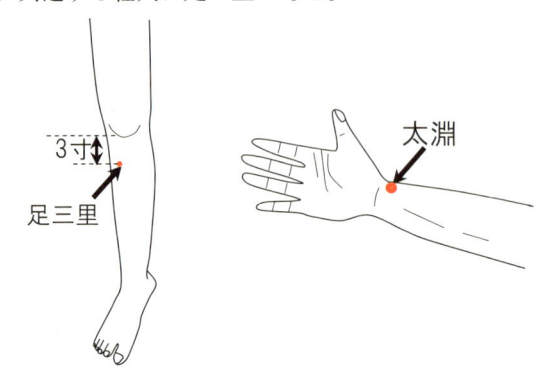

3寸
足三里

太淵

【問題2】八会穴のうち取穴部位が最も高い位置にあるのはどれか。
1．血会
2．髄会
3．気会
4．骨会

▶解説

　八会穴（はちえけつ）とは腑，臓，筋，髄，血，骨，脈，気のそれぞれの気が聚（あつ）まるところで，腑の病は腑会に，臓の病は臓会に取るというように応用される。骨の会穴（えけつ）は大杼（だいじょ）で，上背部の第1胸椎棘突起下縁

――― 解答 ―――

解答は次ページの下欄にあります。

（きょうついきょくとっきかえん）と同じ高さにあり，最も高い位置にある。1．血会（けつえ）2．髄会（ずいえ）3．気会（きえ）4．骨会（こつえ）。

【問題3】脾経の合水穴の取穴部位はどれか。
1．肘内側，上腕骨内側上顆の前縁，肘窩横紋と同じ高さ。
2．膝内側，半腱・半膜様筋腱内側の陥凹部，肘窩横紋の内側端。
3．下腿内側，脛骨内側顆下縁と脛骨内縁が接する陥凹部。
4．膝後内側，半腱様筋腱の外縁，膝窩横紋上。

解説

脾経（ひけい）の合水穴（ごうすいけつ）は陰陵泉（いんりょうせん）である。部位は下腿（かたい）内側，脛骨（けいこつ）内側顆下縁と脛骨内縁が接する陥凹部である。1．肘窩横紋（ちゅうかおうもん）2．半膜様筋（はんまくようきん）3．脛骨（けいこつ）。

【問題4】手関節掌側横紋の上方3寸にある経穴はどれか。
1．偏歴
2．間使
3．会宗
4．支溝

解説

1．偏歴（へんれき）2．間使（かんし）は前腕の前面，長掌筋腱（ちょうしょ

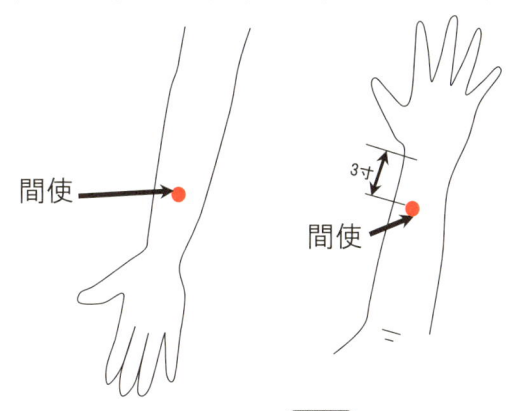

解答

【問題1】3　【問題2】4

うきんけん）と橈側手根屈筋腱（とうそくしゅこんくっきんけん）の間で，手関節の掌側横紋（しょうそくおうもん）から上方3寸にある。

【問題5】督兪と同じ高さにあるのはどれか。
1．膈兪
2．合谷
3．譩譆
4．魂門

解説
1．膈兪（かくゆ）2．合谷（ごうこく）3．督兪（とくゆ）は上背部の第6胸椎棘突起（きょくとっき）下縁と同じ高さ，後正中線（ごせいちゅうせん）から外側に1.5寸のところにあり，これと同じ高さにある経穴は譩譆（いき）である。4．魂門（こんもん）

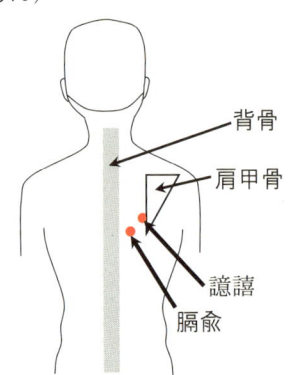

【問題6】取穴部位が大腿三角の領域にない経穴はどれか。
1．足五里
2．陰廉
3．衝門
4．陰包

解説
2．陰廉（いんれん）3．衝門（しょうもん）4．大腿三角とは縫工筋（ほうこうきん），長内転筋（ちょうないてんきん），鼠径靱帯（そけいじんたい）に

解答

【問題3】3　【問題4】2

囲まれた部位をいい，この領域にない経穴は陰包（いんぽう）（大腿部の内側，薄筋（はっきん）と縫工筋（ほうこうきん）の間，膝蓋骨底（しつがいこつてい）から上方に4寸）である。

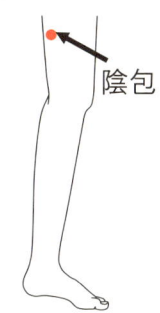

【問題7】胸鎖乳突筋の前縁と後縁の間に取る経穴はどれか。
1．天容
2．扶突
3．天牖
4．人迎

解説

胸鎖乳突筋（きょうさにゅうとつきん）1．天容（てんよう）2．扶突（ふとつ）は前頸部（ぜんけいぶ）の甲状軟骨の上縁と同じ高さで，胸鎖乳突筋の前縁と後縁との間にある。3．天牖（てんゆう）4．人迎（じんげい）

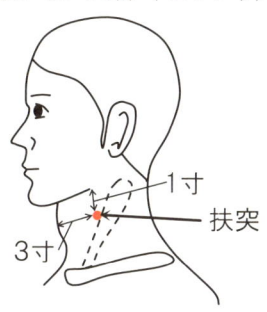

【問題8】大後頭神経の支配領域にないのはどれか。
1．承光

解答

【問題5】3　【問題6】4

2．絡却
3．玉枕
4．脳空

【解説】
大後頭神経（だいこうとうしんけい）1．承光（しょうこう）の支配神経は前頭神経である。2．絡却（らっきゃく）3．玉枕（ぎょくちん）4．脳空（のうくう）

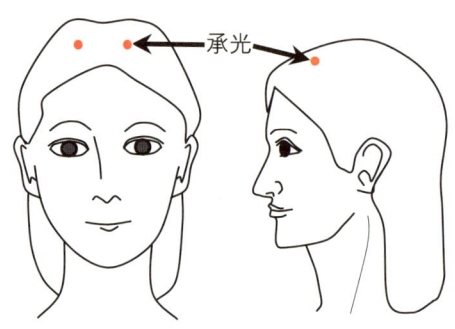

【問題9】取穴法で舌骨を指標とする経穴はどれか。
1．水突
2．天窓
3．人迎
4．廉泉

【解説】
1．水突（すいとつ）2．天窓（てんそう）3．人迎（じんげい）4．廉泉（れんせん）は前頸部（ぜんけいぶ）の前正中線上，喉頭隆起（こうとうりゅうき）の上方で，舌骨の上にあるくぼみにあり，舌骨を指標とする。

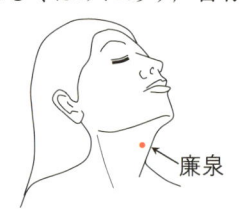

解答

【問題7】2　【問題8】1

【問題10】前正中線から最も離れているのはどれか。
1．肺の募穴
2．大腸の募穴
3．肝の募穴
4．胆の募穴

解説

募穴（ぼけつ）とは臓腑の気が多く集まるところで，すべて陰の部（胸腹部）にある。肺の募穴は中府（ちゅうふ）で前胸部の第1肋間と同じ高さ，鎖骨下窩（さこつかか）の外側，前正中線から外側に6寸のところにあり，正中線から最も離れている。

【問題11】関門と同じ高さに取穴する経穴はどれか。
1．関元
2．下脘
3．腹哀
4．陰都

解説

関門は上腹部，へその中央から上方に3寸，前正中線の外側に2寸のところにあり，腹哀と同じ高さにある。1．関元（かんげん）2．下脘（げかん）3．腹哀（ふくあい）4．陰都（いんと）

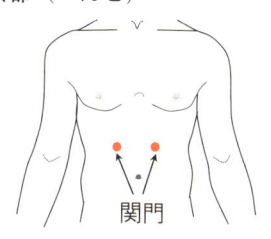

【問題12】骨度法で殿溝から膝窩までの長さはどれか。
1．1尺2寸
2．1尺4寸
3．1尺8寸

解答

【問題9】4

4．2尺

> 解説

　殿溝（でんこう）。個体差のある人体の経穴の位置を決定するために，骨格を基準として個人の寸法を定めたものを骨度といい，骨度を用いて身体の経穴の位置を決定する方法を骨度法という。殿溝から膝窩（しっか）までの長さは1尺4寸である。

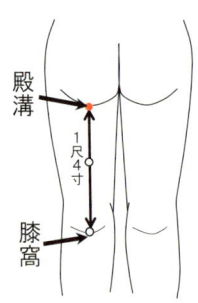

【問題13】経絡の概要について正しい記述はどれか。
1．奇経八脈は帯脈を除き上行性の流注である。
2．脾の大絡は脾経の公孫から分かれ出る絡脈である。
3．十二経筋は臓腑に連絡する。
4．孫絡は正経十二経脈から分かれた支脈である。

> 解説

2．脾の大絡とは大包である。公孫（こうそん）
3．十二経筋は運動機能を主り，臓腑には連絡しない。
4．孫絡（そんらく）は絡脈から分かれた支脈である。

【問題14】脚気八処の穴のうち一側の膝関節部にある経穴はいくつあるか。
1．1穴
2．2穴
3．3穴
4．4穴

> 解説

【解答】
【問題10】1　【問題11】3　【問題12】2

脚気八処の穴のうち，膝関節にあるのは外膝眼（そとしつがん），犢鼻（とくび）の2穴である。

【問題15】八総穴であって木に属する経穴はどれか。
1．申脈
2．公孫
3．足臨泣
4．大敦

解説

八総穴（はっそうけつ）とは奇経八脈の主治穴であり，正経十二経脈と奇経八脈とが密接に関係するところである。八総穴で木に属するのは足臨泣（あしりんきゅう）である。

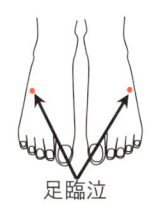

足臨泣

【問題16】原穴と所属経脈との組み合わせで正しいのはどれか。
1．丘墟－肝経
2．衝陽－胃経
3．大陵－心経
4．京骨－小陽経

解説

1．丘墟（きゅうきょ）は胆経（たんけい）の原穴である。
2．衝陽（しょうよう）は胃経の原穴である。
3．大陵（だいりょう）は心包経（しんぽうけい）の原穴である。
4．京骨（けいこつ）は膀胱経の原穴である。

解答

【問題13】 1　【問題14】 2

図中ラベル: 丘墟、衝陽、大陵、京骨

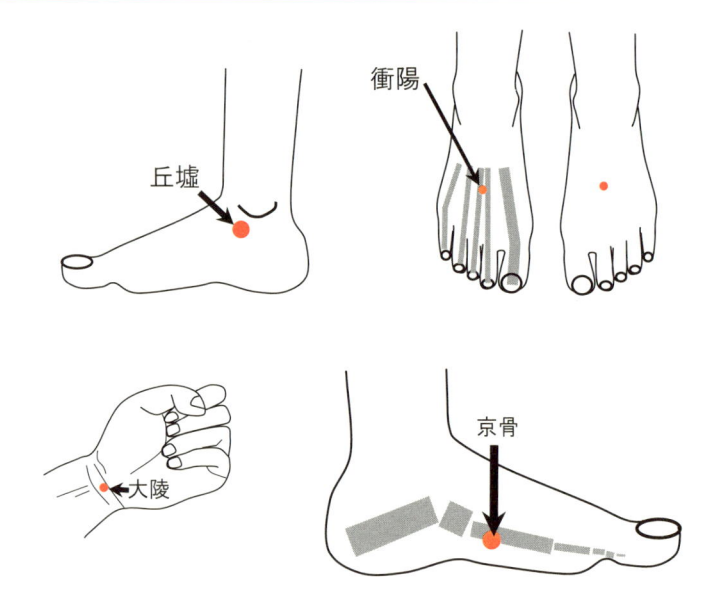

【問題17】五行の火の性質をもつ経穴の部位はどれか。
1．陽池の上方3寸
2．大陵の上方3寸
3．外膝眼の下方3寸
4．太渓の上方2寸

解説

陽経（ようけい）で五行の火の性質をもつのは支溝である。支溝は陽池（ようち）の上方3寸のところにある。2．大陵（だいりょう）3．外膝眼（がいしつがん）4．太渓（たいけい）

【問題18】胆経の経火穴の取穴法はどれか。
1．外果の上方7寸、長腓骨筋とヒラメ筋の間に取る。
2．外果の上方4寸、腓骨の前縁に取る。
3．外果の直下5分に取る。
4．外果から陽陵泉に向かい上方3寸に取る。

解答

【問題15】3　【問題16】2

> 解説

　陽経の経火穴は陽輔（ようほ）である。陽輔（ようほ）は外果の上方4寸，腓骨の前縁に取る。1．長腓骨筋（ちょうひこつきん）2．腓骨（ひこつ）4．陽陵泉（ようりょうせん）

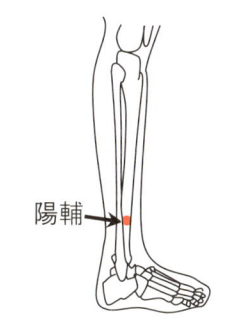

【問題19】取穴法で正しい記述はどれか。
1．承泣は瞳孔の下方1寸，眼窩下縁中央に取る。
2．糸竹空は眉毛の内端陥凹部に取る。
3．陽白は眉毛中央の上方1寸に取る。
4．瞳子髎は内眼角の内包1分，鼻根との間に取る。

> 解説

1．承泣（しょうきゅう）は瞳孔正中の直下7分に取る。
2．糸竹空（しちくくう）は眉毛外端の陥中に取る。
4．瞳子髎（どうしりょう）は外眼角（がいがんかく）の外方5分に取る。

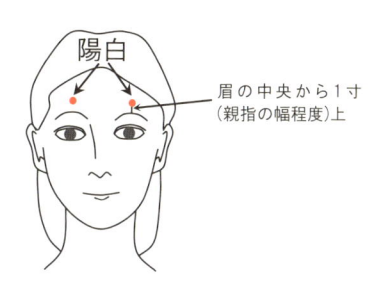

> 解答

【問題17】1　【問題18】2

【問題20】経穴と所属経脈との組み合わせで正しいのはどれか。
1．聴宮－三焦経
2．和髎－胃経
3．耳門－小腸経
4．聴会－胆経

解説
1．聴宮（ちょうきゅう）は小腸経である
2．3．和髎（わりょう）と耳門（じもん）は三焦経（さんしょうけい）である。

【問題21】三叉神経支配の筋上にあるのはどれか。
1．客主人
2．陽白
3．四白
4．天容

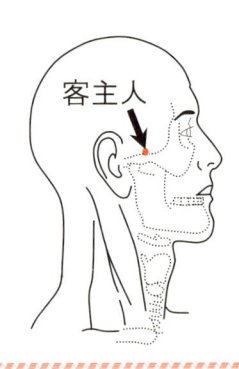

解説
1．客主人（きゃくしゅじん）は側頭筋上にあり，三叉神経が支配している。
2．陽白（ようはく）3．四白（しはく）4．天容（てんよう）

【問題22】経穴と動脈との組み合わせで正しいのはどれか。
1．築賓－腓骨動脈
2．聴会－顔面動脈
3．天泉－上腕動脈

解答

【問題19】3　【問題20】4

4．豊隆－後脛骨動脈

解説
1．築賓（ちくひん）は後脛骨動脈（こうけいこつどうみゃく）が通る。2．聴会（ちょうえ）は浅側頭動脈（せんそくとうどうみゃく）が通る。3．天泉（てんせん）4．豊隆（ほうりゅう）は前脛骨動脈（ぜんけいこつどうみゃく）が通る。

【問題23】経穴と筋との組み合わせで正しいのはどれか。
1．築賓－前脛骨筋
2．四白－前頭筋
3．天柱－頭半棘筋
4．神門－尺側手根伸筋

解説
1．築賓（ちくひん）は腓腹筋（ひふくきん）とヒラメ筋の間にある。2．四白（しはく）は眼輪筋（がんりんきん）中にある。3．天柱（てんちゅう）頭半棘筋（とうはんきょくきん）4．神門（しんもん）は尺側手根屈筋（しゃくそくしゅこんくっきん）支帯上にある。

【問題24】骨度法で8寸はどれか。
1．前髪際額角間。
2．腋窩横紋前端から肘窩横紋まで。
3．肩峰外端から肘頭まで。
4．胸骨体下端から臍まで。

解説
1．前髪際額角（ぜんはっさいがくかく）は9寸である。2．腋窩横紋（えきかおうもん）前端から肘窩横紋（ちゅうかおうもん）までは9寸である。3．肩峰外端（けんぽうがいたん）から肘頭（ちゅうとう）までは1寸7尺である。4．胸骨体下端（きょうこつたいかたん）

解答

【問題21】 1

【問題25】膀胱経の流注について正しいのはどれか。
1．外眼角から始まる。
2．足の第4指外側に終わる。
3．膀胱を連絡し腎に属する。
4．頭頂部では督脈の外方1寸5分を進む。

▶解説
1．内眼角（ないがんかく）から始まる。2．足の第5指外側に終わる。3．膀胱を連絡し腎に属するのは腎経（じんけい）である。4．督脈（とくみゃく）

【問題26】太淵と足三里に共通するのはどれか。
1．原穴
2．土穴
3．四総穴
4．中風七穴

▶解説
1．原穴（げんけつ）2．太淵（たいえん）は手の太陰肺経（たいいんはいけい）の兪土穴（ゆどけつ）で，足三里は足の陽明胃経（ようめいいけい）の合土穴（ごうどけつ）である。3．四総穴（しそうけつ）4．中風七穴（ちゅうふうしちけつ）

【問題27】脾経の経金穴の取穴法はどれか。
1．内果の上3寸，脛骨内側縁の骨際に取る。
2．内果の前下方，舟状骨粗面の直下に取る。
3．内果の前下方陥凹部に取る。
4．内果の直下1寸に取る。

▶解説
1．内果（ないか）脛骨（けいこつ）3．脾経（ひけい）の経金穴（けいきんけつ）は商丘（しょうきゅう）で，内果の前下方，舟状骨粗面（しゅうじょうこつそめん）と内果尖（ないかせん）の中央陥凹部にある。

解答

【問題22】3　【問題23】3　【問題24】4

商丘

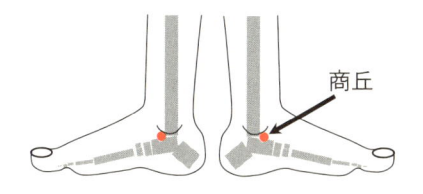

【問題28】五兪穴（五行穴）で脚気が注ぐ穴の主治はどれか。
1．身熱
2．喘咳寒熱
3．心窩満
4．体重節痛

▶解説

　五兪穴（ごゆけつ）（五行穴）（ごぎょうけつ）で脚気が注ぐところは，兪穴である。兪穴は体重節痛（たいじゅうせっつう）（身体が重だるく，関節が痛む）をつかさどる。

【問題29】経穴部位と筋との関係で同一筋上に位置しないのはどれか。
1．肩髃
2．肩井
3．肩中兪
4．肩外兪

▶解説

1．肩髃（けんりょう）は肩峰角（けんぽうかく）と上腕骨大結節の間の陥凹部（かんおうぶ）にあり，三角筋上に位置する。2．肩井（けんせい）3．肩中兪（けんちゅうゆ）4．肩外兪（けんがいゆ）

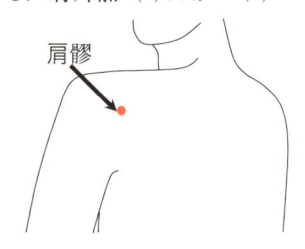

肩髃

▶解答

【問題25】 4　【問題26】 2　【問題27】 3

【問題30】第4肋間にないのはどれか。
1．天渓
2．天池
3．乳中
4．霊墟

> 解説

　第4肋間（だい4ろっかん）2．天池（てんち）3．乳中（にゅうちゅう）4．霊墟（れいきょ）は第3肋間にある。

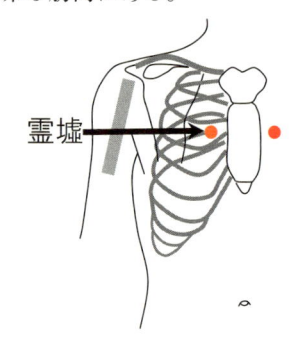

解答

【問題28】　4　【問題29】　1　【問題30】　4

3．東洋医学臨床論

項目とポイント（カッコ内が重要ポイントです）
東洋医学臨床論では
1．診断と治療（① 治療計画）
2．診察と記録（① 診察法）
3．施術の基礎（① 治療原則 ② 施術に併用する物理療法）
4．症候に対する東西両医学からのアプローチ（① 全身の症候 ② 皮膚外表の症候 ③ 感覚器の症候 ④ 呼吸 ⑤ 循環器の症候 ⑥ 消化器の症候 ⑦ 腎・泌尿器の症候 ⑧ 生殖器の症候 ⑨ 神経 ⑩ 運動器の症候）
5．疾患に対する東西両医学からのアプローチ（① 神経・筋疾患 ② 循環器疾患 ③ 運動器疾患 ④ 婦人疾患 ⑤ 小児疾患 ⑥ 耳鼻咽頭疾患 ⑦ 口腔・歯の疾患）
6．高齢者に対する鍼灸施術（① 高齢者に対する鍼灸施術）
7．スポーツ領域における鍼灸施術（① スポーツ障害・外傷の一般 ② 主なスポーツ障害・外傷に対する鍼灸施術）
の項目に分けられます。

＊解説には問題文の中の用語の読み方を記載しています。前の問題に出たものに関しては省略している部分もあります。

●次の文で示す症例について【問題1】,【問題2】の問に答えよ。
「20歳の男性。社会人野球選手。連日バッティング練習を続けていたところ,グリップエンドが当たる左手根部に強い痛みを感じ,手に力が入りにくくなった。エックス線検査で骨折が認められた。現在,小指にしびれが残っている」

【問題1】骨折しているのはどれか。
1．舟状骨
2．月状骨
3．大菱形骨
4．有鈎骨

解説

1．舟状骨（しゅうじょうこつ）2．月状骨（げつじょうこつ）3．大菱形骨（だいりょうけいこつ）4．症例は有鈎骨（ゆうこうこつ）骨折であると考えられる。有鈎骨骨折はグリップエンド骨折とも呼ばれ，バットなどを強く握った状態でスウィングした際にグリップエンドが有鈎骨鈎部（ゆうこうこつこうぶ）にぶつかり発症する。

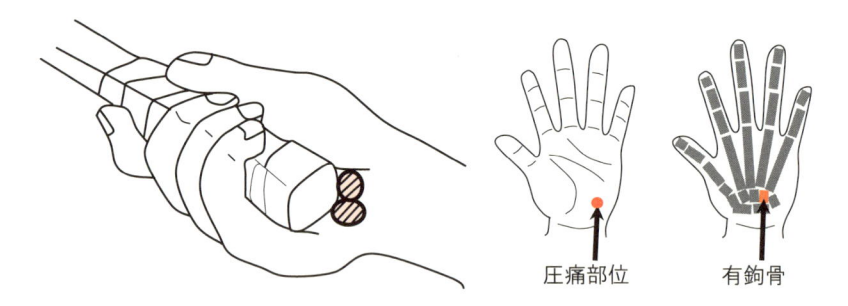

圧痛部位　　有鈎骨

【問題2】罹患神経に直接刺激を与えるのに最も適切な経穴はどれか。
1．尺沢
2．曲沢
3．少海
4．天井

解説

解答

解答は次ページの下欄にあります。

1．尺沢（しゃくたく）2．曲沢（きょくたく）3．少海（しょうかい）は尺骨神経溝中にあり，直接刺激に最も適切である。4．天井（てんせい）

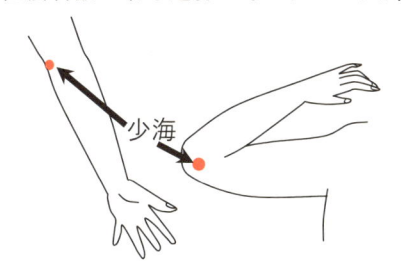

少海

【問題3】バックハンド型テニス肘の患者に対する局所治療穴で適切なのはどれか。
1．曲池
2．尺沢
3．曲沢
4．少海

解説
　バックハンド型テニス肘は上腕骨外側上顆炎（じょうわんこつがいそくじょうかえん）ともいわれ，上腕骨外側上顆に付着する伸筋腱（しんきんけん）の炎症である。曲池（きょくち）は上腕骨外側上顆と橈骨頭（とうこつとう）の間にあり，局所治療穴として適切である。

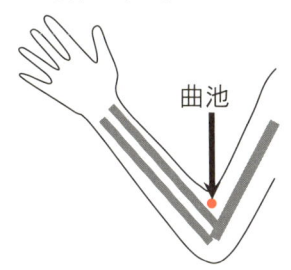

曲池

解答
【問題1】4　【問題2】3

●次の文で示す症例について，【問題4】，【問題5】の問に答えよ。
「18歳の男子学生。小学生の頃からバスケットボールを10年続けている。1年前から腰痛がある。下肢症状はないが，L_4-L_5の棘突起間に階段状変形を認める」

【問題4】最も考えられる疾患はどれか。
1. 腰部脊柱管狭窄症
2. 腰椎分離すべり症
3. 梨状筋症候群
4. 腰椎椎間板ヘルニア

●解説
1. 腰部脊柱管狭窄症（ようぶせきちゅうかんきょうさくしょう） 2. 症例は腰椎分離すべり症である可能性が高い。腰椎分離すべり症は成長期の疲労骨折で生じることがあり，L_5，L_4に発症することが多い。

【問題5】罹患部に対する局所治療穴として最も適切な経穴はどれか。
1. 蕨陰兪
2. 腎兪
3. 大腸兪
4. 膀胱兪

●解説
1. 蕨陰兪（けついんゆ） 2. 腎兪（じんゆ） 3. 大腸兪（だいちょうゆ）はL_4棘突起（きょくとっき）の下縁と同じ高さで，後正中線（こうせいちゅうせん）から外側に1.5寸のところにあり，局所治療穴として適切である。

【問題6】施術中に患者の訴える痛みの部位が移動し一定しない。このような場合に十二刺の刺法で適切なのはどれか。
1. 報刺
2. 偶刺
3. 斉刺
4. 揚刺

━━━━━━━ 解答 ━━━━━━━
【問題3】 1

> 【解説】
> 1．報刺（ほうし）は痛むところがあちこち動いて定まらないとき，痛むところを手で追いかけて次々と繰り返し刺す刺法である。2．偶刺（ぐうし）3．斉刺（せいし）4．揚刺（ようし）

【問題7】次の文で示す患者の病態に対し，施術対象となる罹患神経根として最も適切なのはどれか。

「45歳の男性。荷物の運搬作業中に急に腰に激痛が走り，右下腿の前側から足背にしびれが出てきた。右足関節背屈時の筋力低下と足背に知覚鈍麻がみられる。膝蓋腱反射とアキレス腱反射は正常」

1．L_3神経根
2．L_4神経根
3．L_5神経根
4．S_1神経根

> 【解説】
> 症状から疾患はL_4-L_5椎間板ヘルニアであることが考えられる。障害部位はL_5神経となるので，施術対象はL_5神経根である。

【問題8】下肢の慢性コンパートメント障害で障害部位と局所治療穴との組み合わせで正しいのはどれか。

1．前方コンパートメント－外丘
2．外側コンパートメント－豊隆
3．浅後方コンパートメント－漏谷
4．深後方コンパートメント－三陰交

> 【解説】
> コンパートメント障害とは，四肢の骨と筋膜とによって構成されるコンパートメント（区画）の内圧が上昇し，血行障害や神経障害などをきたして筋の機能不全にいたるものである。深後方コンパートメントには後脛骨筋（こうけいこつきん）や長母指屈筋（ちょうぼしくっきん）などがあり，三陰交（さんいんこう）は後脛骨筋（こうけいこつきん）上にあり局所治療穴として正しい。

──────────解答──────────

【問題4】2　【問題5】3　【問題6】1

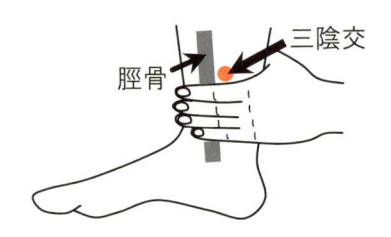

【問題9】スポーツ障害と罹患筋に対する経穴との組み合わせで適切なのはどれか。
1．足関節内がえし捻挫－三陰交
2．ジャンパー膝－足三里
3．アキレス腱炎－懸鐘
4．シンスプリント－漏谷

解説
3．懸鐘（けんしょう） 4．シンスプリントは脛骨過労性骨膜炎のことで，脛骨内側の疼痛が症状として出現する。漏谷（ろうこく）は脛骨内縁の後ろで，内果尖（ないかせん）から上に6寸にあり，施術に適切である。

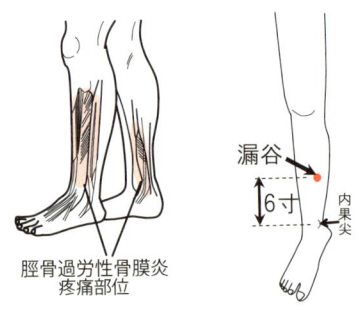

【問題10】次の文で示す患者の罹患筋に対する局所治療穴で最も適切なのはどれか。
「35歳女性。フルタイムの事務職。右の首から肩にかけての慢性的なこり感がある。1か月前から右の小指にしびれを自覚するようになった。右側のモーリーテスト陽性，ジャックソンテスト陰性」

解答
【問題7】3　【問題8】4

1．風池
2．天柱
3．天窓
4．天容

> 解説

1．風池（ふうち） 2．天柱（てんちゅう） 3．症例は，斜角筋症候群であると考えられる。斜角筋症候群は前斜角筋と中斜角筋の間で腕神経叢（わんしんけいそう）や鎖骨下動脈が圧迫を受け起こる障害である。天窓は胸鎖乳突筋の後縁にあり，その下部に前斜角筋が走行しており局所治療穴として適切であり，胸鎖乳突筋の後ろで甲状軟骨上縁と同じ高さにある。4．天容（てんよう）

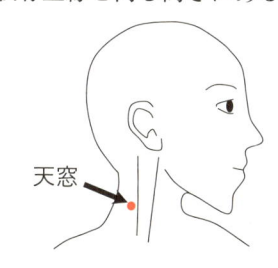

天窓

【問題11】次の文で示す患者に対する局所治療穴で最も適切なのはどれか。
「28歳の男性。半年程前から右薬指のしびれが徐々に強くなってきた。母指と示指で紙を挟もうとすると母指の指節間関節が曲がる。小学5年生の時に右肘骨折の既往がある」
1．手三里
2．大陵
3．通里
4．孔最

> 解説

2．大陵（だいりょう） 3．症状から症例は肘部管症候群（ちゅうぶかんしょうこうぐん）（遅発性尺骨神経麻痺）の可能性が高い。尺骨神経は尺側手根屈筋（しゃくそくしゅこんくっきん）などに分布しており，通里は尺側手根屈筋腱にあるため，局所治療穴として有効である。4．孔最（こうさい）

解答

【問題9】 4 【問題10】 3

通里

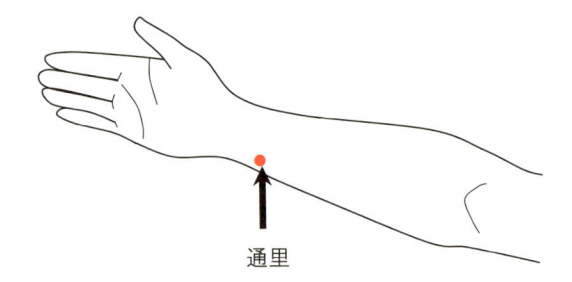

【問題12】五行穴を用いて施術する場合，症状と治療穴との組み合わせで最も適切なのはどれか。
1．のぼせ・下痢－湧泉
2．咳を伴う悪寒発熱－経渠
3．心下部の膨満感－大陵
4．全身の熱感－少海

解説
1．湧泉（ゆうせん）2．咳を伴う悪寒発熱には五行穴である経渠が有効である。

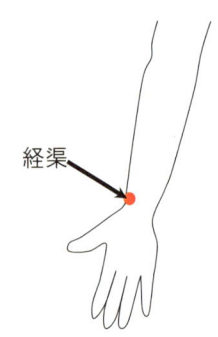

経渠

【問題13】次の文で示す患者の病態に対し，最も適切な施術はどれか。
「5歳男児。夜間の遺尿が続いている。日中は尿意切迫がある」
1．頭部への灸頭鍼
2．腹部への糸状灸
3．仙骨部への接触灸

解答
【問題11】3

4．会陰部への単刺

解説

遺尿（いにょう）3．乳幼児期は排尿反射抑制機構が未発達なため，排尿反射中枢がある腰仙髄部への接触灸は有効である。4．会陰部（えいんぶ）

【問題14】次の文で示す患者の病証について難経六十九難の治療原則に基づく治療穴はどれか。

「42歳の女性。1年前に4人目の子供を出産してから月経周期が乱れ，経血量も減少した。最近は疲れやすく，抜け毛も増えた。舌質は淡，舌苔は薄，脈は沈弱」

1．湧泉
2．太渓
3．然谷
4．復溜

解説

症例は腎虚の証であると考えられ，治療穴は復溜と経渠である。

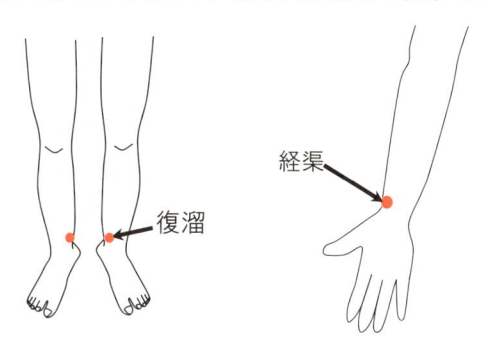

【問題15】次の文で示す患者の病証に対する治療方針として最も適切なのはどれか。

「35歳の男性。夏バテしたためか，ここ数日食欲がない。空腹感や口渇感はあるが，実際に食べようとする時に食が進まない。腹痛や悪心はないが唇が乾燥している。舌質は紅，舌苔は少，脈は細脈」

解答

【問題12】 2

1. 胃陰を補う．
2. 腎陰を補う．
3. 痰濁を除く．
4. 気滞を除く．

解説

症例は胃陰虚（いいんきょ）の証であると考えられ，胃陰を補うのは適切な治療方針である．3．痰濁（たんだく）

【問題16】 次の文で示す患者の病証に対する治療で，改善が期待されるのはどれか．
「32歳の女性．主訴は肩こり．触診では肋骨弓下縁に張りがあり，指を入れると痛む．また，イライラしやすく，月経不順もみられる．脈は弦．舌質は暗紅」
1. 統血作用
2. 疏泄作用
3. 宣発作用
4. 蔵精作用

解説

1．統血（とうけつ）作用 2．症例は肝の病証であると考えられ，疏泄（そせつ）作用は肝の生理作用であり，治療後改善が期待される．3．宣発（せんぱつ）作用 4．蔵精（ぞうせい）作用

●次の文で示す症例について，【問題17】，【問題18】の問に答えよ．
「56歳の男性．半年前から右肩関節の痛みが出現した．肩のエックス線検査では異常はない．1か月前から夜間痛はなくなり，肩関節の外転，外旋時に軽度の痛みが出現する．肩甲上腕リズムの異常が著明である．スピードテスト陽性，ドロップアームサイン陰性」

【問題17】 最も考えられる疾患はどれか．
1. 石灰沈着性腱板炎
2. 上腕二頭筋長頭腱炎
3. 肩関節周囲炎

解答

【問題13】 3　【問題14】 4　【問題15】 1

4．腱板断裂

解説

症例はスピードテスト，ドロップアームサイン陰性であることから，上腕二頭筋長頭腱炎，腱板断裂ではない。また，エックス線検査に異常がないことから，肩関節周囲炎であることが考えられる。

【問題18】疼痛軽減を目的とした局所治療穴で適切なのはどれか。
1．中府
2．臑兪
3．天泉
4．天井

解説

1．中府（ちゅうふ）2．臑兪（じゅゆ）は上肢痛，肩関節周囲炎の局所治療穴として有効である。3．天泉（てんせん）

●次の文で示す症例について【問題19】，【問題20】の問に答えよ。
「69歳の女性。10年前から，めまい発作が頻繁に出現している。耳鳴り及び難聴を伴う回転性のめまい発作で眼振も伴う」

【問題19】めまいの原因として最も考えられるのはどれか。
1．前庭神経炎
2．良性発作性頭位めまい症
3．突発性難聴
4．メニエール病

解説

1．前庭神経炎（ぜんていしんけいえん）4．症例は，発作性めまい，耳鳴り，難聴が症状として出現していることからメニエール病の可能性が高い。

【問題20】めまいは大都への鍼刺激で軽快した。大都について正しいのはどれか。
1．栄火穴である。

解答

【問題16】2　【問題17】3

2．肝経に属する。
3．難経六十九難に基づけば実証で用いる。
4．足内側，第1中足指節関節の近位陥凹部に取る。

解説

1．大都（だいと）は栄火穴（えいかけつ）である。

【問題21】次の文で示す患者の罹患神経を対象として刺鍼する場合，適切な局所治療穴はどれか。
「59歳の男性。右足底全体に痛みと焼けるようなピリピリした感覚がある。足背に症状はみられない。夜間痛があり，ティネル徴候陽性」
1．府舎
2．委中
3．陽陵泉
4．足三里

解説

1．府舎（ふしゃ）2．症例は症状から脛骨神経の末梢神経障害であることが考えられる。委中（いちゅう）は膝の後方で，膝窩横紋の中天にあり，下方を脛骨神経が通過するので，局所治療穴として適切である。3．陽陵泉（ようりょうせん）

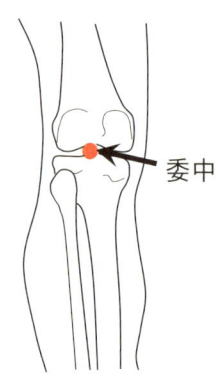

委中

解答

【問題18】 2　【問題19】 4　【問題20】 1

第2章 専門科目

●次の文で示す患者について，【問題22】，【問題23】の問に答えよ。
「40歳の女性。左手関節橈側に痛みがある。フライパンを使って調理する際に痛みが増強する。頸部や肩関節の動きでの憎悪はない。疼痛部の知覚異常はみられない」

【問題22】最も考えられる疾患はどれか。
1．頸椎神経根症
2．胸郭出口症候群
3．ドケルバン病
4．手根管症候群

解説
　症状から，症例はドケルバン病（狭窄性の腱鞘炎）である可能性が高い。ドケルバン病は手関節橈側（とうそく）の疼痛が主症状である。

【問題23】罹患筋に対する局所治療穴はどれか。
1．手三里
2．孔最
3．偏歴
4．合谷

解説
　罹患筋（りかんきん）。2．孔最（こうさい）3．ドケルバン病は，長母指外転筋と短母指伸筋腱部の腱鞘炎である。偏歴（へんれき）は長母指外転筋上にあり，局所治療穴として適切である。4．合谷（ごうこく）

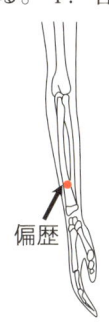

偏歴

解答

【問題21】　2

【問題24】神経痛と罹患神経に対する局所治療穴との組み合わせで正しいのはどれか。
1．三叉神経第2枝痛－巨髎
2．大後頭神経痛－完骨
3．肋間神経痛－衝門
4．坐骨神経痛－伏兎

解説
1．巨髎（こりょう）は，顔面の瞳孔線上，鼻翼下縁と同じ高さにあり，三叉神経第2枝の分布領域にあたるため局所治療穴として正しい。2．完骨（かんこつ）3．衝門（しょうもん）4．伏兎（ふくと）

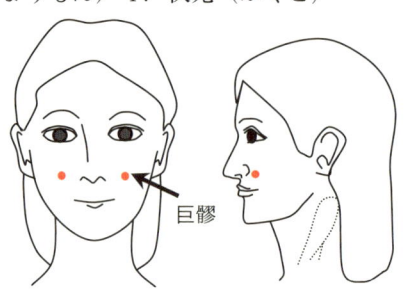

【問題25】母指，小指の対立運動が困難となる運動麻痺に対し，罹患神経への局所治療穴として適切なのはどれか。
1．郄門
2．支正
3．上廉
4．少海

解説
1．母趾，小指の対立運動麻痺から，罹患神経は正中神経であると考えられる。郄門は（げきもん）前腕の前面，長掌筋腱と橈側手根屈筋腱の間，手関節の掌側横紋から上5寸のところにあり局所治療穴として適切である。2．支正（しせい）3．上廉（じょうれん）4．少海（しょうかい）

解答

【問題22】3　【問題23】3

第2章 専門科目

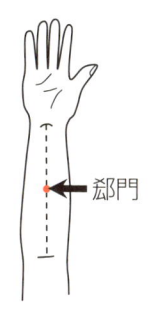

→郄門

【問題26】次の文で示す患者の病証について難経六十九難の治療原則に基づく治療穴はどれか。
「46歳の女性。食欲不振で食後に膨満感がある。体がだるく，横になりたがる」
1．太淵
2．大都
3．復溜
4．曲泉

解説
1．太淵（たいえん） 2．症状から症例は脾気虚の病証であると考えられる。よって難経六十九難の治療穴は少府（しょうふ）と大都（だいと）となる。

【問題27】次の文で示す患者の病態に古代刺法を適用する場合，適切なのはどれか。
「70歳の男性。脈の不整と共に動悸，息切れを自覚するようになった」
1．短刺
2．偶刺
3．陰刺
4．浮刺

解説
2．偶刺（ぐうし）は心痺（しんぴ）（胸部が痛み，強い動悸を感じたりする）のとき，背部と胸部の圧痛・反応点を探り，前後から一鍼ずつ刺す刺法である。

解答

【問題24】1　【問題25】1

【問題28】次の文で示す患者の病証について治療対象となる経脈で適切なのはどれか。
「30歳の男性。半年前から便秘が続く。偏食傾向があり辛い物をよく食べる。腹部膨満感があり口臭も強い。舌質は紅。脈は滑脈」
1．肺経
2．胃経
3．小腸経
4．膀胱経

解説
症状から症例は胃熱の病証であると考えられる。よって胃経を治療対象とするのは適切である。

【問題29】五更泄瀉に対する治療方針で適切なのはどれか。
1．肝血を補う
2．心陰を補う
3．肺気を補う
4．腎陽を補う

解説
五更泄瀉（ごこうせっしゃ）とは，夜明け頃に腹痛，腹鳴が起こり下痢をする症状で，脾腎陽虚の証である。治療は，腎の温煦（おんく）機能を改善し，脾の機能向上をはかる。

【問題30】次の文で示す患者に対する奇経病証の治療で適切な経脈はどれか。
「30歳の男性。昨日から背部が強ばり，後頭部に痛みがある。吐き気はない」
1．督脈
2．任脈
3．衝脈
4．帯脈

解説
症例は背部の強ばり，頭痛などが症状として出現しており，督脈の病証であると考えられる。

解答

【問題26】 2　【問題27】 2

●次の文で示す症例について，【問題31】，【問題32】の問に答えよ。
「21歳の女性。最近食欲不振や発熱があり，次第に血便や腹痛を伴うようになった。痔瘻はない。内視鏡検査で縦走潰瘍，敷石状病変はみられなかった。普段から寒がりで，冷たいものを飲食すると下痢が出現しやすい。手足が冷え，腰がだるい。舌質は淡白，脈は細くて弱い」

【問題31】診断として最も考えられるのはどれか。
1．潰瘍性大腸炎
2．クローン病
3．過敏性腸症候群
4．大腸ポリープ

▶解説
症例は，内視鏡検査で縦走潰瘍などがみられないことからクローン病ではなく，血便があることから過敏性大腸炎でもない。血便，腹痛，下痢などの症状から，潰瘍性大腸炎が疑われる。

【問題32】東洋医学からみた病証として適切なのはどれか。
1．肝血虚証
2．心陰虚証
3．脾陽虚証
4．肺気虚証

▶解説
3．下痢，手足の冷え，腰のだるさ，舌質，脈などの症状から，脾陽虚証が病証として適切である。

【問題33】下の歯の痛みの軽減を目的として循経取穴をする場合，適切な経穴はどれか。
1．手三里
2．足三里
3．支溝
4．外丘

◆解答
【問題28】 2 　【問題29】 4 　【問題30】 1

▶解説
1．手三里は大腸経（下の歯を循行する）の経穴である。

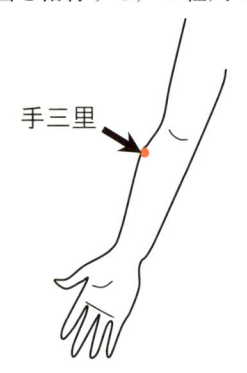

手三里

●次の文で示す患者について，【問題34】，【問題35】の問に答えよ。
「70歳の男性。3か月前から歩行によって右下腿後面に締めつけられるような痛みが出現する。休息すると，姿勢にかかわらず痛みが軽減する。SLRテスト陰性，知覚検査異常なし」

【問題34】最も考えられる疾患はどれか。
1．腰部脊柱管狭窄症
2．腰椎椎間板ヘルニア
3．閉塞性動脈硬化症
4．糖尿病性ニューロパチー

▶解説
症例は姿勢にかかわらず休息すると痛みが軽減することから，閉塞性動脈硬化症が疑われる。

【問題35】この患者の病態に対する施術目的で最も適切なのはどれか。
1．下肢の末梢循環改善
2．下肢の筋力増強
3．腰部の神経根圧迫の改善
4．腰部の筋緊張改善

解答
【問題31】1　【問題32】3　【問題33】1

> 解説

閉塞性動脈硬化症は下肢の循環障害から症状が出現しており，末梢循環の改善が必要である。

【問題36】次の文で示す患者の病態に対し，罹患部へ局所治療を行う場合，適切な筋はどれか。
「20歳の男性。ハードルの選手。練習中に右殿部に痛みを感じるようになった。股関節の他動的な内旋によって痛みは増強する」
1．大腿方形筋
2．大腿筋膜張筋
3．中殿筋
4．梨状筋

> 解説

症例は股関節の他動的な内旋によって痛みが増強する（ボンネットテスト陽性）ことから梨状筋の緊張などが原因で，坐骨神経が圧迫されて起こる梨状筋症候群である可能性が高い。

【問題37】次の文で示す患者の病証に対する治療方針で適切なのはどれか。
「45歳の女性。疲労時に腹痛が起こり，冷えると増悪する。倦怠感があり，便は水様性。舌質は淡。脈は沈脈」
1．肝陰を補う
2．脾陽を補う
3．肺気を補う
4．腎陰を補う

> 解説

2．症状から症例は脾陽虚証であると考えられる。脾陽虚証では腹部，四肢の冷え，腹痛，下痢などの症状が現れる。

【問題38】実熱証に対する刺法で適切なのはどれか。
1．疾く刺入し，疾く抜鍼する。
2．呼気時に刺入し，吸気時に抜鍼する。

―― 解答 ――

【問題34】 3 【問題35】 1

3．経絡の流注に沿って刺入する。
4．浅く刺入し，後に深くする。

▶解説
1．実熱証に対する刺法は瀉法（しゃほう）である。問題中の瀉法は1のみで，2．～4．は補法である。
補法⇒鍼や灸を用いて不足している正常な気を充実させる。
瀉法⇒鍼や灸を用いて余っている気や血を正常な場所に移動させ生命活動を元に戻す。
患者の身体の状態に合わせた鍼の打ち方の違い。

【問題39】次の文で示す患者の病態に対し，罹患部への局所治療穴として適切なのはどれか。
「23歳の女性。バレーボール選手。スパイクの着地時に膝前面が痛む」
1．委陽
2．曲泉
3．犢鼻
4．陽陵泉

▶解説
3．症状から症例はジャンパー膝（膝蓋靱帯炎）（しつがいじんたいえん）である可能性が高い。犢鼻（とくび）は膝の前面，膝蓋靱帯の外側にあるくぼみに経穴があり，局所治療穴として適切である。

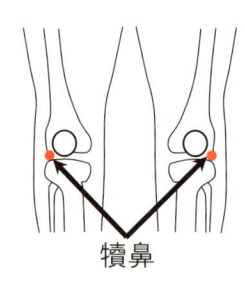

犢鼻

解答
【問題36】 4　【問題37】 2　【問題38】 1

第2章　専門科目　　　　　　　　　　225

【問題40】トレンデレンブルグ徴候を呈する場合，罹患局所への治療部位として最も適切なのはどれか。
1．第3腰椎棘突起周囲
2．大転子周囲
3．膝蓋骨周囲
4．踵骨周囲

解説
2．トレンデレンブルグ徴候は中殿筋（ちゅうでんきん）麻痺などによって起こる症状で，中殿筋の付着部は大転子にあるので，治療部位として最適である。

【問題41】肩こりを訴える患者に対し，肩甲挙筋の緊張緩和を目的に罹患筋起始部へ刺鍼する場合，適切なのはどれか。
1．外後頭隆起部
2．乳様突起部
3．第3頸椎横突起部
4．第6頸椎横突起部

解説
1．外後頭隆起部（がいこうとうりゅうきぶ）2．乳様突起部（にゅうようとっきぶ）
3．肩甲挙筋は第1～4頸椎横突起に付着しており，第3頸椎横突起への刺鍼は適切である。

【問題42】次の文で示す患者の病証に対する刺法として適切なのはどれか。
「45歳の女性。冷感が足先から膝や腰まで上がり，下痢しやすい」
1．陰刺
2．浮刺
3．報刺
4．輪刺

解説
1．陰刺は足先から冷感が膝や腰まで上がり，容易に下痢をする場合に，左右の内果の後ろの穴に同時に刺入する。

―――――**解答**―――――

【問題39】3　【問題40】2

●次の文で示す患者について,【問題43】,【問題44】の問に答えよ。
「35歳の男性。肩痛に対する鍼治療を受けた後から咳,胸痛,呼吸困難,冷汗が出現した。声音振盪が減弱している」

【問題43】最も優先されるべき検査はどれか。
1．胸部エックス線検査
2．呼吸機能検査
3．超音波検査
4．心電図検査

解説

声音振盪（せいおんしんとう）症状から症例は肺気胸を起こした可能性が高い。この場合胸部エックス線検査が最優先となる。

【問題44】「深く刺しすぎると呼吸困難を引き起こす」と指摘されている経穴はどれか。
1．巨骨
2．天宗
3．肩井
4．肩髃

解説

1．巨骨（ここつ）2．天宗（てんそう）3．肩井（けんせい）は深く刺しすぎると呼吸困難を引き起こす可能性がある。4．肩髃（けんりょう）

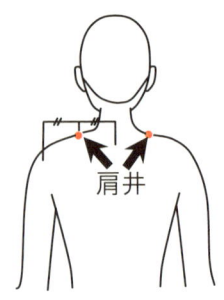

肩井

解答

【問題41】3　【問題42】1

【問題45】次の文で示す患者の病証に対し，治療対象となる経脈で適切なのはどれか。

「28歳の女性。1年前から月経周期が不規則で月経量は少ない。乳房張痛，月経痛がある。月経前から月経中にかけて抑うつがある」

1．足陽明経
2．足太陰経
3．足太陽経
4．足厥陰経

解説

症状から症例は肝の病証であると考えられる。肝の病証は女性の場合，月経に影響する。この場合の治療対象経脈は，足厥陰肝経である。

解答

【問題43】 1　【問題44】 3

【問題45】 4

4．はり理論

項目とポイント（カッコ内が重要ポイントです）
はり理論では
1．鍼の基礎知識（① 毫鍼 ② 古代九鍼）
2．基本的な刺鍼方法（① 刺鍼の基本操作 ② 基本17手技）
3．特殊鍼法（① 小児鍼 ② 皮内鍼 ③ 円皮鍼 ④ 灸頭鍼 ⑤ 鍼通電療法 ⑥ 耳鍼療法）
4．鍼の臨床応用（① 刺激量 ② 生体の感受性 ③ 鍼療法の適応と禁忌）
5．リスク管理（① 施術上の一般的注意 ② 鍼療法の医療過誤と副作用 ③ 感染症対策）
6．鍼治効の基礎（① 末梢における鍼刺激の受容と伝導 ② 感覚の中枢内伝導路 ③ 鍼刺激と反射 ④ 鍼鎮痛 ⑤ 血流改善）
7．関連学説（① サイバネティックス ② ストレス学説）
の項目に分かれております。

＊解説には問題文の中の用語の読み方を記載しています。前の問題に出たものに関しては省略している部分もあります。

【問題1】サイバネティックスと関連するのはどれか。
1. 条件付け
2. フィードバック機構
3. 緊急反応
4. 交絡抵抗

> 解説

2. サイバネティックスはアメリカのノーバート・ウィナーが唱えた学説で、フィードバック機構に関する理論と技術の研究である。

【問題2】内因性オピオイドが主に関与するのはどれか。
1. ナトリウムポンプ
2. 下行性抑制系
3. TCAサイクル
4. レニン・アンジオテンシン系

> 解説

2. 下行性抑制系とは脊髄を下行し、脊髄後角で侵害刺激の情報を抑制する。内因性オピオイドは脊髄後角に直接作用し、痛みを抑制する。

【問題3】鍼刺激による血流改善に関与するのはどれか。
1. 交感神経節後ニューロンの興奮
2. 軸索反射によるCGRPの放出
3. 刺激部位でのセロトニンの遊離
4. 尾側延髄腹外側部の興奮

> 解説

2. 求心性神経線維の終末にある受容器を鍼で刺激すると、軸索の枝分かれ部分から逆行して末梢にインパルスが伝わり、その神経末端部からも脊髄におけると同様な神経伝達物質（CGRP）が遊離され、血管拡張神経に作用し、血行が盛んになる。

【問題4】刺激量を鍼の上下動で調整する手技はどれか。
1. 旋撚術

> 解答

解答は次ページ下欄にあります。

2．鍼尖転移術
3．副刺激術
4．雀啄術

解説

1．旋撚術（せんねんじゅつ）2．鍼尖転移術（しんせんてんいじゅつ）4．雀啄術（じゃくたくじゅつ）とは鍼を刺入するとき，刺手で鍼体が鍼柄を持って，雀が啄むように上下に進退させる方法である。

【問題5】耳鍼療法で使用しないのはどれか。
1．鋒鍼
2．毫鍼
3．円皮鍼
4．皮内鍼

解説

1．鋒鍼（ほうしん）は瀉血（しゃけつ）のときに用いる。2．毫鍼（ごうしん）3．円皮鍼（えんぴしん）4．皮内鍼（ひないしん）

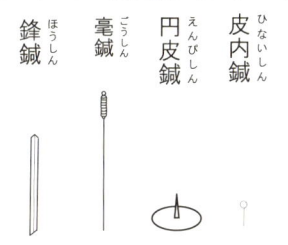

鋒鍼　毫鍼　円皮鍼　皮内鍼
ほうしん　ごうしん　えんぴしん　ひないしん

【問題6】我が国の単回使用毫鍼について誤っている記述はどれか。
1．構造はJISで規定されている。
2．無菌性が保証されている。
3．ホルマリンガスが充填されている。
4．製造業者の表示が義務付けされている。

解説

3．単回使用毫鍼（ディスポーザブル鍼）はエチレンオキサイドガスが充填されている。

解答

【問題1】2　【問題2】2　【問題3】2

【問題7】刺鍼の術式に関する説明で正しい記述はどれか。
1．前揉法は鍼の遺感覚を除くために行う。
2．押手の固定圧が弱いと鍼は倒れてしまう。
3．管鍼法では弾入行為が切皮である。
4．撚鍼法は鍼を左右に半回転ずつ交互にひねり刺入する。

解説
1．前揉法は生体に鍼の刺入を予告するために行う。2．押手を固定するのは，患者の動揺を予防するためである。4．鍼を左右に半回転ずつ交互にひねり刺入するのは旋撚術である。

【問題8】内調術の説明で正しいのはどれか。
1．刺入した鍼の周囲の皮膚を鍼管で叩く。
2．刺入した鍼の鍼柄を鍼管で叩く。
3．刺入した鍼に再び鍼管をかぶせ鍼管の上端を叩く。
4．鍼管の上端を叩くだけで鍼を使用しない。

解説
1．副刺激術である。3．示指打法である。4．管散術（かんさんじゅつ）である。

【問題9】弾入だけを繰り返す刺法はどれか。
1．細指術
2．間歇術
3．雀啄術
4．屋漏術

解説
1．細指術（さいしじゅつ）は刺鍼しようとする皮膚部位に対し，弾入だけを何回も繰り返し行う方法である。2．間歇術（かんけつ）4．屋漏術（おくろうじゅつ）

【問題10】古代中国から伝来した鍼法はどれか。
1．打鍼法

解答

【問題4】4　【問題5】1　【問題6】3

2．管鍼法
3．撚鍼法
4．皮内鍼法

解説
3．中国に起こった鍼術は，専ら撚鍼法（ねんしんほう）により行われていた。
4．皮内鍼法（ひないしんぽう）

【問題11】ストレス学説で交絡抵抗が現れる時期はどれか。
1．ショック期
2．抗ショック期
3．抵抗期
4．疲憊期

解説
ストレスが生体に長時間作用すると，一定の順序によって身体は適応し，その反応を越す時期を3つに分けることができる。1．第一期　警告反応期（①ショック期②抗ショック期（交絡抵抗期））2．第2期　抵抗期（交絡感作期）3．第3期　疲憊期（ひはいき）。

【問題12】鍼麻酔の特徴について正しい記述はどれか。
1．患者の意識は保たれる。
2．鍼刺激開始直後から鎮痛効果が発現する。
3．Aβ線維が関与する。
4．鍼刺激終了直後に鎮痛効果が消失する。

解説
1．鍼麻酔（はりますい）は局所麻酔にあたるので，患者の意識は保たれる。

【問題13】刺鍼による内出血が最も起こりにくいのはどれか。
1．人工透析患者
2．血友病患者
3．腎癌患者
4．再生不良性貧血患者

解答

【問題7】3　【問題8】2　【問題9】1

> **解説**

3．腎癌は出血性素因を有しない疾患である。

【問題14】低周波鍼通電療法において誤っている記述はどれか。
1．心臓を挟む形での電極配置を避ける。
2．折鍼を予防するため直流電流を用いる。
3．通電波形は短波形と棘波形がある。
4．電極としてステンレス鍼を用いる。

> **解説**

2．折鍼（せっしん）を予防するため交流電流を用いる。

【問題15】小児鍼のうち接触鍼と摩擦鍼の両刺激を与えるものに最も適した鍼はどれか。
1．集毛鍼
2．うさぎ鍼
3．振子鍼
4．いちょう鍼

> **解説**

4．いちょう鍼は接触鍼と摩擦鍼の両刺激を与える。

【問題16】一定の深さに刺入した鍼に鍼管をかぶせて行う手技はどれか。
1．副刺激術
2．管散術
3．内調術
4．示指打法

> **解説**

2．管散術（かんさんじゅつ）　3．内調術（ないちょうじゅつ）
4．示指打法（じしだほう）は鍼を一定の深さに刺入し、その鍼に再び鍼管をかぶせ，弾入のように鍼管の上端を叩く方法である。

解答

【問題10】3　【問題11】2　【問題12】1　【問題13】3

第2章 専門科目

【問題17】 刺鍼局所に起こるフレアー現象に関する反射はどれか。
1．体性－内臓反射
2．軸索反射
3．深部反射
4．病的反射

解説
　透熱灸による施灸局所の皮膚血管の変化では，刺激直後から急激に皮膚血流量が増大し，局所皮膚血管拡張によるフレアー現象の出現が観察される。これはポリモーダル受容器の興奮による軸索反射を介した反応と考えられている。

【問題18】 鍼鎮痛機能に関与しないのはどれか。
1．ブラジキニン
2．オピオイド物質
3．下行性抑制
4．脊髄膠様質

解説
1．ブラジキニンは発痛物質である。4．脊髄膠様質（せきずいこうようしつ）

【問題19】 鍼治療後の気胸を疑う症状はどれか。
1．発熱
2．眩暈
3．咳嗽
4．悪寒

解説
　気胸の症状は胸痛，チアノーゼ，刺激性咳，労作性呼吸困難である。

【問題20】 筋など深部まで刺入を必要とする鍼法はどれか。
1．小児鍼法
2．皮内鍼法
3．散鍼法
4．灸頭鍼法

解答

【問題14】 2　【問題15】 4　【問題16】 4

> 解説

4．灸頭鍼法（きゅうとうしんほう）は置鍼した鍼の鍼柄に艾を球状に付け点火することで，鍼の機械的刺激と灸の温熱刺激とを同時に生体に与えようとするものである。鍼の安定性を保つため，深部までの刺入が必要となる。

【問題21】鍼を使用せず弱刺激を与える手技はどれか。
1．単刺激
2．管散術
3．細指術
4．内調術

> 解説

2．管散術（かんさんじゅつ）は施術部位に弾入の要領で鍼管の上端を叩打するだけで，鍼を使用しない方法である。

解答

【問題17】 2 　【問題18】 1 　【問題19】 3 　【問題20】 4 　【問題21】 2

5．きゅう理論

項目とポイント（カッコ内が重要ポイントです）
きゅう理論では
1．灸の基礎知識（① 灸の材料）
2．灸術の種類（① 有痕灸 ② 無痕灸）
3．灸の臨床応用（① 灸療法の適応と禁忌）
4．リスク管理（① 施術上の一般注意 ② 灸療法の医療過誤と副作用 ③ 感染症対策）
5．灸治効の基礎（① 末梢における灸刺激の受容と伝導 ② 感覚の中枢内伝導路 ③ 灸刺激と反射 ④ 血流改善）
6．灸療法の治効理論（① 治療的作用）
7．関連学説（① サイバネティックス ② ホメオスタシス ③ ストレス学説 ④ レイリー現象 ⑤ 圧－自律神経反射）
の項目に分かれております。

＊解説には問題文の中の用語の読み方を記載しています。前の問題に出たものに関しては省略している部分もあります。

【問題1】施灸直後の反応でみられないのはどれか。
1. ヒスタミン放出
2. 白血球増多
3. 赤血球増多
4. CGRP放出

解説
3. 赤血球の増多は施灸直後にはみられない。

【問題2】透熱灸刺激によって生じる局所炎症反応の際に起こるのはどれか。
1. ヒスタミンの分解
2. 痛覚過敏
3. 虚血
4. 血管透過性の低下

解説
2. 45℃以上の熱刺激に対して、ポリモーダル受容器が反応して熱痛が生じる。

【問題3】灸刺激の伝導路に関与するのはどれか。
1. 後索核
2. 延髄毛様体
3. 内側毛帯
4. 腹側脊髄視床路

解説
2. 灸刺激の伝導路とは熱刺激の伝導路であり、延髄毛様体が関与している。

【問題4】灸痕化膿の予防法で正しいのはどれか。
1. 施灸痕を掻破しない。
2. 艾炷の底面積を大きくする。
3. 壮数を重ねる場合、施灸部を少しずつずらす。
4. 施灸後、施灸部をラビング法で消毒する。

解説
灸痕化膿の予防法としては、①壮数を重ねる際、正しく同一点に施灸する②

解答

解答は次ページの下欄にあります。

艾炷の大きさは，特別の場合を除き，大きくしないこと③施灸痕を掻破しないよう患者に注意を与えるなどがある。

【問題5】有痕灸を行う場合，最も注意しなければならない疾患はどれか。
1. 骨粗鬆症
2. 更年期障害
3. 糖尿病
4. 過敏性腸症候群

解説
有痕灸は直接皮膚の上に艾炷（がいしゅ）を置いて施灸するので，糖尿病は灸痕から感染しやすく，注意が必要である。

【問題6】透熱灸を避けるべき部位はどれか。
1. 頭頂部
2. 顔面部
3. 下腹部
4. 殿部

解説
2. 透熱灸は灸痕が残るので，顔面部は避けるべきである。

【問題7】灸術の種類で正しい組み合わせはどれか。
1. 棒灸－温灸
2. 紅灸－隔物灸
3. 八分灸－透熱灸
4. 糸状灸－知熱灸

解説
1. 棒灸（ぼうきゅう）は温灸（おんきゅう）の一つで，モグサを和紙などで棒状に巻き，先端を燃焼させて患部に近づけ温熱刺激を与える。2. 紅灸（べにきゅう）隔物灸（かくぶつきゅう）3. 八分灸（はちぶきゅう）透熱灸（とうねつきゅう）4. 糸状灸（しじょうきゅう）知熱灸（ちねつきゅう）

―――――解答―――――

【問題1】3　【問題2】2　【問題3】2　【問題4】1

【問題8】艾燃焼時の特有の芳香はどれによるものか。
1．葉緑素
2．毛茸
3．葉脈
4．腺毛

■解説
2．毛茸（もうじょう）3．葉脈（ようみゃく）4．腺毛（せんもう）には揮発性の精油（チオネール）が含まれており，燃焼によりモグサ独特の芳香を発する。

【問題9】透熱灸刺激の脊髄内伝達に関与する物質はどれか。
1．エンドルフィン
2．サブスタンスP
3．ノルアドレナリン
4．アセチルコリン

■解説
2．透熱灸による熱刺激は，一次求心性ニューロンにより後根から脊髄後角に入る。一次求心性ニューロンの神経終末からは，侵害刺激の伝達物質としてサブスタンスPが放出され，二次ニューロンを興奮させる。

【問題10】灸あたりの症状はどれか。
1．疼痛
2．麻痺
3．化膿
4．倦怠

■解説
灸あたりとは，施術直後，または翌日から全身倦怠感，疲労感，脱力感を数時間〜数十時間自覚し，その後，急速に愁訴の軽減消失をみることをいう。

【問題11】無痕灸はどれか。
1．焦灼灸

―― 解答 ――
【問題5】3　【問題6】2　【問題7】1

2．透熱灸
3．知熱灸
4．打膿灸

解説

無痕灸とは灸痕を残さず，気持ちのよい刺激を与えて，効果的な生体反応を期待する目的で行う灸法である。選択肢1．2．4．は有痕灸である。1．焦灼灸（しょうしゃくきゅう）2．透熱灸（とうねつきゅう）3．知熱灸（ちねつきゅう）4．打膿灸（だのうきゅう）

【問題12】透熱灸による生体反応で誤っているのはどれか。
1．血管透過性の亢進
2．マスト細胞の活性化
3．血液凝固時間の短縮
4．マクロファージ貪食能の低下

解説

4．透熱灸ではマクロファージ貪食能は亢進する。

【問題13】透熱灸による熱痛覚を伝える伝導路はどれか。
1．後索路
2．外側脊髄視床路
3．腹側脊髄視床路
4．内側毛体路

解説

2．外側脊髄視床路は痛覚，温度覚を伝える伝導路である。

【問題14】小児に対する灸施術で適切でないのはどれか。
1．棒灸を用いる。
2．艾を強くひねる。
3．小さな艾炷を用いる。
4．壮数を少なくする。

解説

解答

【問題8】4　【問題9】2　【問題10】4　【問題11】3

2．艾（もぐさ）を強くひねると刺激が強くなり，感受性の敏感な小児には不適切であるため，艾は軟らかくひねる必要がある。艾（もぐさ）1回分の艾炷が燃え尽きるまでを一壮という。壮数はすえる艾の数。

【問題15】圧自律神経反射に関与しないのはどれか。
1．汗腺
2．交感神経
3．感覚神経
4．運動神経

●解説
4．運動神経は随意運動を支配する神経で，圧自律神経には関与しない。

【問題16】透熱灸による生体反応でないのはどれか。
1．C線維の興奮
2．血管透過性の亢進
3．クラウゼ小体の興奮
4．マスト細胞の活性化

●解説
3．クラウゼ小体は冷覚の受容器である。

【問題17】施灸部の消毒方法で適切でないのはどれか。
1．施灸前後に行う。
2．ラビング法で擦り込む。
3．遠心性に渦巻き状に拭く。
4．消毒用エタノールを用いる。

●解説
2．ラビング法（擦式法）は手指の消毒方法で，施灸部の消毒には用いない。

【問題18】皮膚に損傷を与えないのはどれか。
1．透熱灸
2．ニンニク灸

●解答
【問題12】 4 【問題13】 2 【問題14】 2

3．打膿灸
4．焦灼灸

▶解説
2．ニンニク灸は隔物灸で，艾を直接皮膚の上で燃焼させないで，艾炷と皮膚との間に物を置いて施灸する方法である。

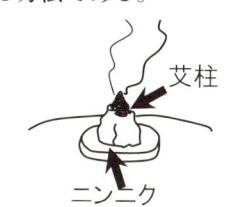

【問題19】艾の原料であるヨモギの採取時期として最も適切なのはどれか。
1．2月
2．5月
3．9月
4．11月

▶解説
2．ヨモギの採取時期は5〜8月頃である。

【問題20】温熱刺激の受容にかかわるのはどれか。
1．メルケル盤
2．自由神経終末
3．ルフィニ終末
4．パチニ小体

▶解説
2．自由神経終末は温熱刺激の受容器である。

【問題21】きゅう師による生活習慣病に対する指導で適切でないのはどれか。
1．服薬
2．禁煙
3．食事

解答
【問題15】4　【問題16】3　【問題17】2　【問題18】2

4．運動

> **解説**

1．あん摩マッサージ指圧師・はり師・きゅう師は薬剤の投与またはその指示をする等の行為を行ってはならない。

第3編

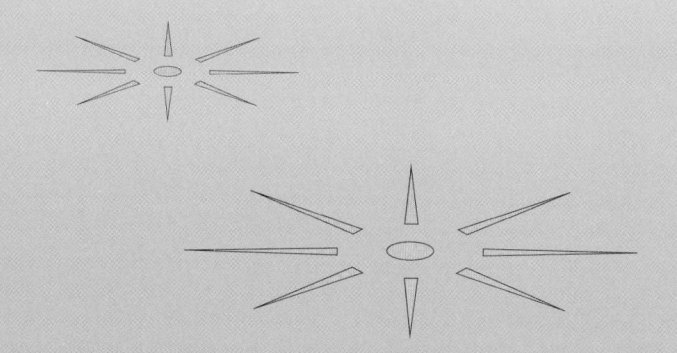

付　録

見てすぐわかるつぼ療法

- せき，ぜんそく等呼吸器系（p249）
- 下痢や便秘が原因の肌荒れ（p250）
- 胃痛など胃にかかわる症状，顔面麻痺，足のしびれ等（p251）
- 胃腸の疾患，舌，喉の不調，足の痛み等（p252）
- 息切れや胸痛等の循環器系の症状，ストレスに伴う不眠（p253）
- 胃腸の疲れ，首〜腕にかけての痛み，肩こり，しびれ（p254）
- 排尿異常，むくみ，内臓全般の症状改善（p255）
- 腎精不足が原因の疲労感，老化予防，足の痛み（p257）
- 動悸や胸痛，ストレス緩和（p259）
- むくみや排尿障害，首から腕の痛みの改善（p260）
- 耳鳴り，めまい，難聴，頭痛（p261）
- 視力減退，爪の異常，肝臓疾患，関節のしびれ，痛み（p263）
- 頭痛や排尿障害，ストレスが溜まった状態を緩和（p264）
- 不妊症，月経異常（p266）
- 白髪，抜け毛（p268）
- 鼻水，鼻づまり，不眠，めまい，頭痛（p268）
- 白内障，老眼，乱視，眼筋まひ，目のかすみ，充血（p268）
- 眼精疲労，老眼の予防，頭痛，歯痛（p269）
- 眼瞼けいれん，目の疲れ，目じりのしわ，たるみ（p269）
- 顔のできもの，下歯痛，顔面神経麻痺等（p269）
- 黄疸，顔面神経麻痺，歯痛，歯根の腫れ等（p269）
- 老眼，近眼，緑内障，白内障等の目の疾患（p270）
- 子宮（p270）
- 空咳，喘息（p270）
- 気管支炎，気管支喘息，ノイローゼ，心臓疾患，肋間神経痛（p270）
- 腹痛，下痢，消化不良気小児の赤白痢やヒステリー，胃痙攣等（p271）
- 肝臓・脾臓・膵臓等の肥大によるつかえ感（p271）

第3編　付録（十二経脈）

- 腰痛，精力減退，腹痛，下痢，遺尿，尿の出が悪い等（p271）
- 過少月経等の月経異常，慢性腰痛や腎臓の不調，糖尿病の症状，睾丸炎等（p272）
- 妊娠時の排尿障害，腰痛（p272）
- 肩こり，特に首周りのコリ（p272）
- 呼吸器疾患，心臓疾患（p272）
- 胃炎，胃下垂，胃痙攣，胃潰瘍，消化不良，胃部膨満感，黄疸，胆石，腹痛，便秘，下痢，食欲不振（p273）
- 肩関節周囲炎，上肢の運動障害（p273）
- 急性の腰痛（p273）
- 寝違え（p274）
- 手の腫れ・痛み，歯痛，頭痛（p274）
- 小児のかんしゃく，回虫症（p274）
- 混迷，脳卒中，発熱，指のしびれ（p274）
- 足や膝の麻痺，膝の腫れ・痛み（275）
- 膝の腫れ，痛み，脚気（p275）
- 胆のう炎，胸脇通（p275）
- 急性虫垂炎（p276）
- 足の甲の腫れ，脚気（p276）
- 食あたり，腹痛（p277）
- 下肢の冷え，むくみ（p277）

正経十二経脈

1．手の太陰肺経（11穴）

せき，ぜんそく等呼吸器系

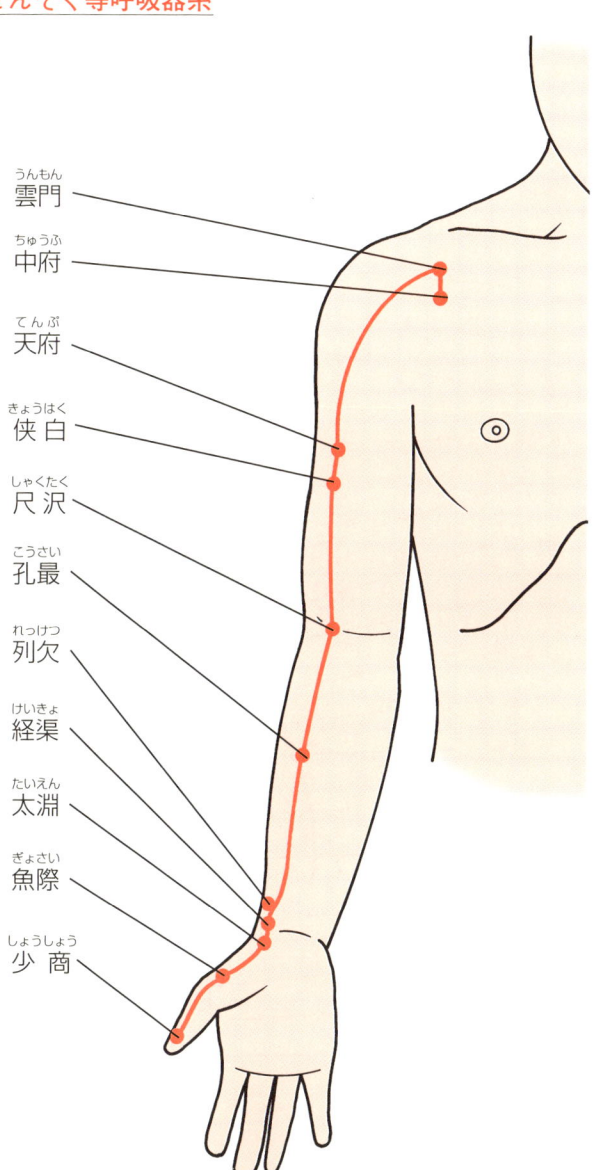

- 雲門（うんもん）
- 中府（ちゅうふ）
- 天府（てんぷ）
- 侠白（きょうはく）
- 尺沢（しゃくたく）
- 孔最（こうさい）
- 列欠（れっけつ）
- 経渠（けいきょ）
- 太淵（たいえん）
- 魚際（ぎょさい）
- 少商（しょうしょう）

第３編　付録（十二経脈）

2. 手の陽明大腸経（20穴）

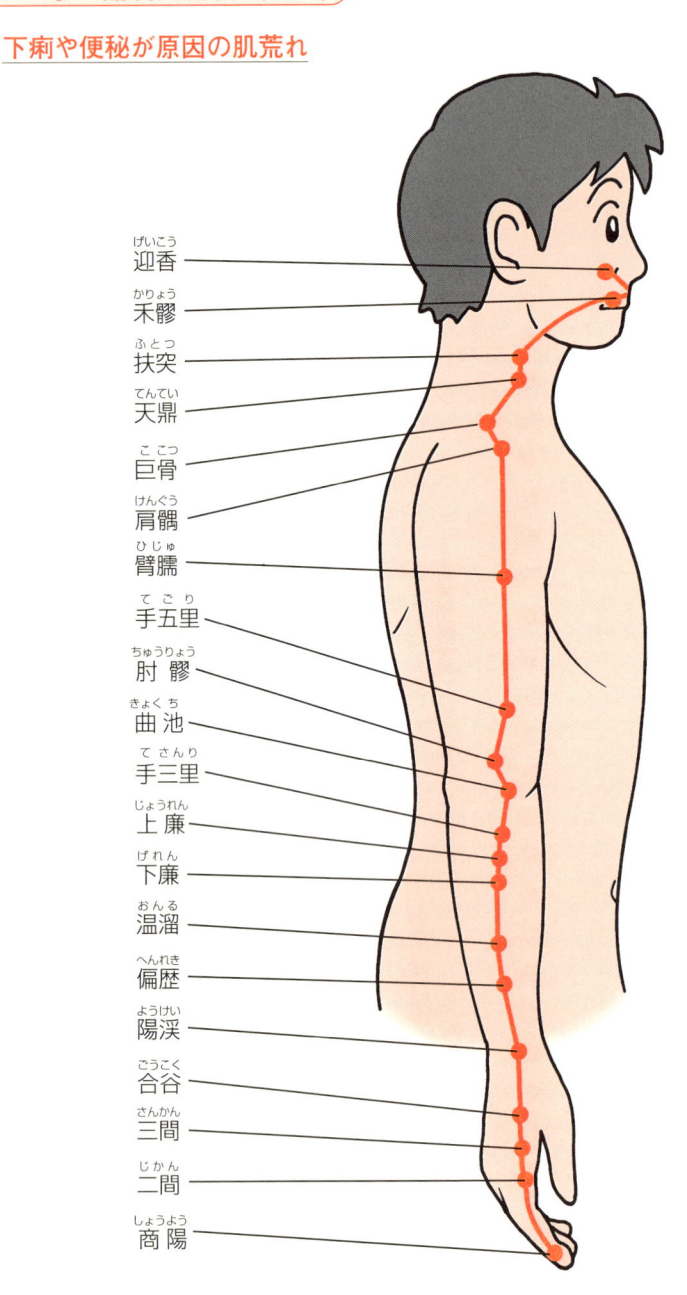

下痢や便秘が原因の肌荒れ

げいこう	迎香
かりょう	禾髎
ふとつ	扶突
てんてい	天鼎
ここつ	巨骨
けんぐう	肩髃
ひじゅ	臂臑
てごり	手五里
ちゅうりょう	肘髎
きょくち	曲池
てさんり	手三里
じょうれん	上廉
げれん	下廉
おんる	温溜
へんれき	偏歴
ようけい	陽渓
ごうこく	合谷
さんかん	三間
じかん	二間
しょうよう	商陽

3．足の陽明胃経（45穴）

胃痛など胃にかかわる症状，顔面麻痺，足のしびれ等

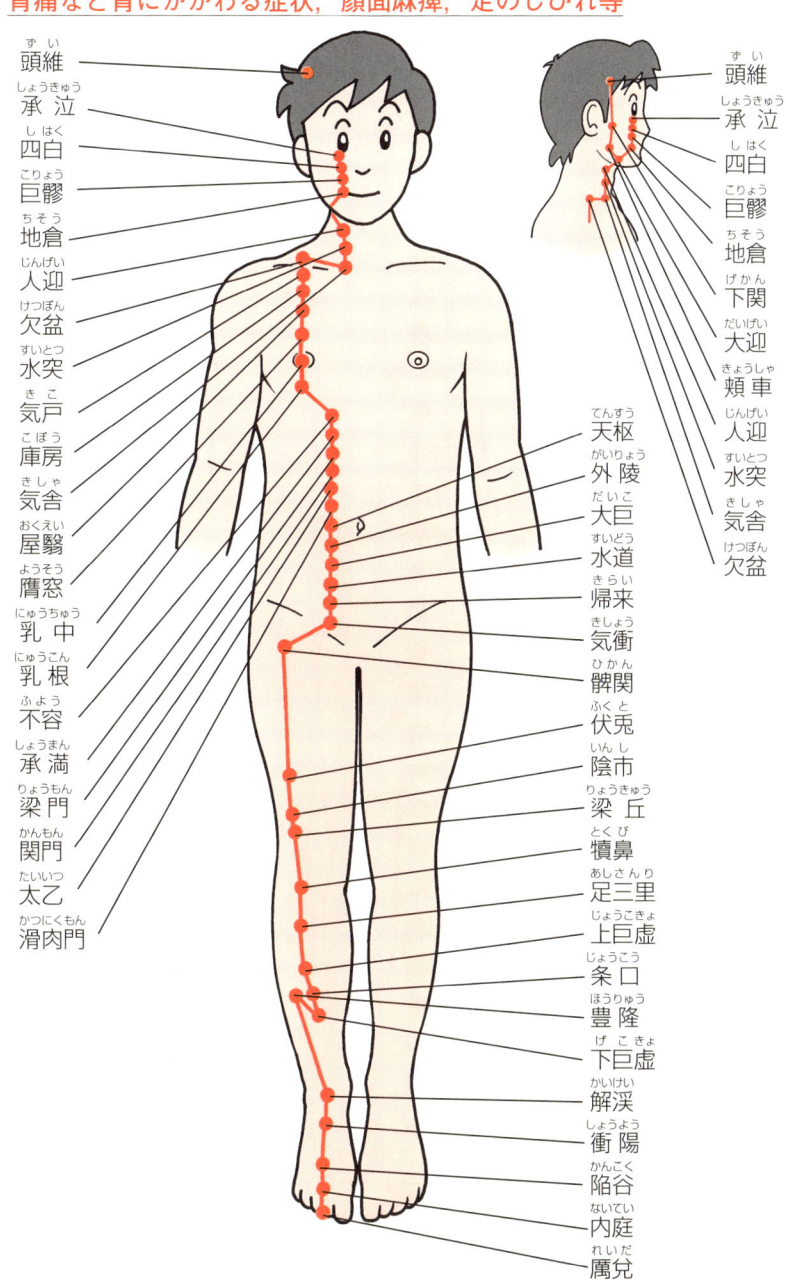

頭維（ずい）
承泣（しょうきゅう）
四白（しはく）
巨髎（こりょう）
地倉（ちそう）
人迎（じんげい）
欠盆（けつぼん）
水突（すいとつ）
気戸（きこ）
庫房（こぼう）
気舎（きしゃ）
屋翳（おくえい）
膺窓（ようそう）
乳中（にゅうちゅう）
乳根（にゅうこん）
不容（ふよう）
承満（しょうまん）
梁門（りょうもん）
関門（かんもん）
太乙（たいいつ）
滑肉門（かつにくもん）

頭維（ずい）
承泣（しょうきゅう）
四白（しはく）
巨髎（こりょう）
地倉（ちそう）
下関（げかん）
大迎（だいげい）
頬車（きょうしゃ）
人迎（じんげい）
水突（すいとつ）
気舎（きしゃ）
欠盆（けつぼん）

天枢（てんすう）
外陵（がいりょう）
大巨（だいこ）
水道（すいどう）
帰来（きらい）
気衝（きしょう）
髀関（ひかん）
伏兎（ふくと）
陰市（いんし）
梁丘（りょうきゅう）
犢鼻（とくび）
足三里（あしさんり）
上巨虚（じょうこきょ）
条口（じょうこう）
豊隆（ほうりゅう）
下巨虚（げこきょ）
解渓（かいけい）
衝陽（しょうよう）
陥谷（かんこく）
内庭（ないてい）
厲兌（れいだ）

第3編　付録（十二経脈）

4. 足の太陰脾経（21穴）

胃腸の疾患，舌，喉の不調，足の痛み等

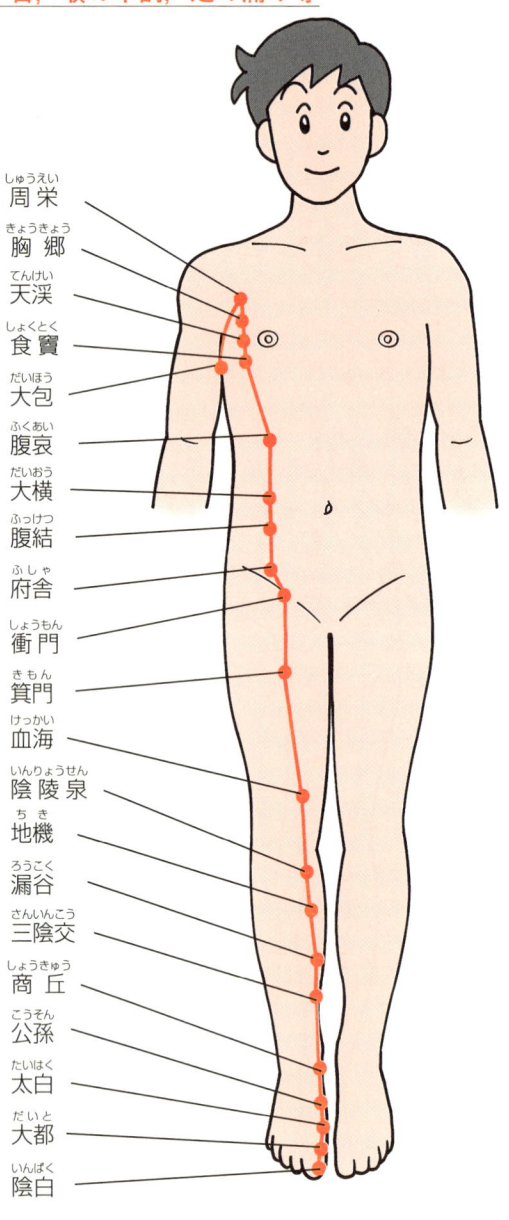

しゅうえい	周栄
きょうきょう	胸郷
てんけい	天渓
しょくとく	食竇
だいほう	大包
ふくあい	腹哀
だいおう	大横
ふっけつ	腹結
ふしゃ	府舎
しょうもん	衝門
きもん	箕門
けっかい	血海
いんりょうせん	陰陵泉
ちき	地機
ろうこく	漏谷
さんいんこう	三陰交
しょうきゅう	商丘
こうそん	公孫
たいはく	太白
だいと	大都
いんぱく	陰白

5．手の少陰心経（9穴）

息切れや胸痛などの循環器系の症状，ストレスに伴う不眠等

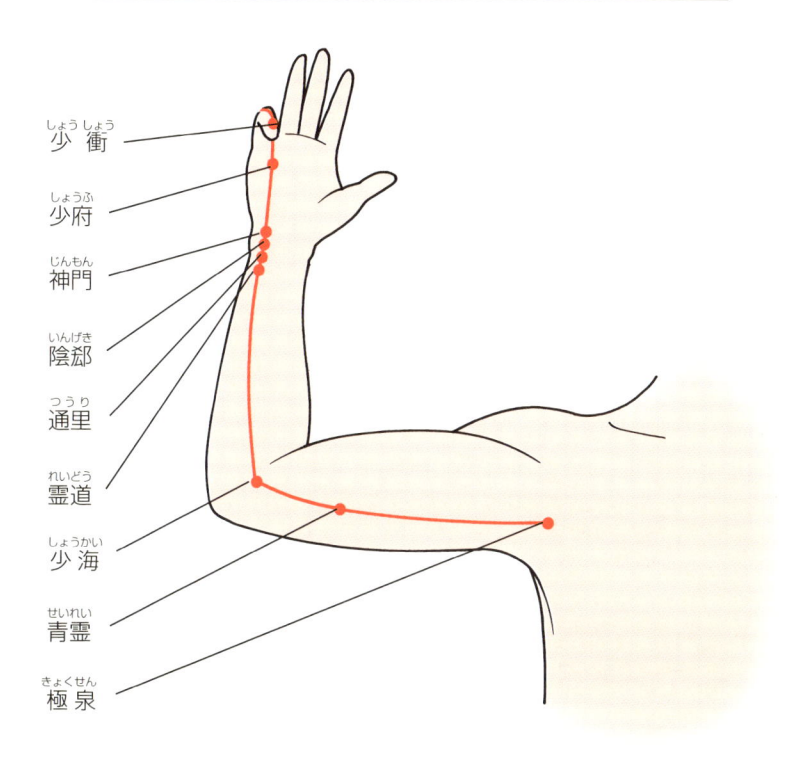

しょうしょう
少衝

しょうふ
少府

じんもん
神門

いんげき
陰郄

つうり
通里

れいどう
霊道

しょうかい
少海

せいれい
青霊

きょくせん
極泉

第3編　付録（十二経脈）

6. 手の太陽小腸経 (19穴)

胃腸の疲れ，首〜腕にかけての痛み，肩こり，しびれ

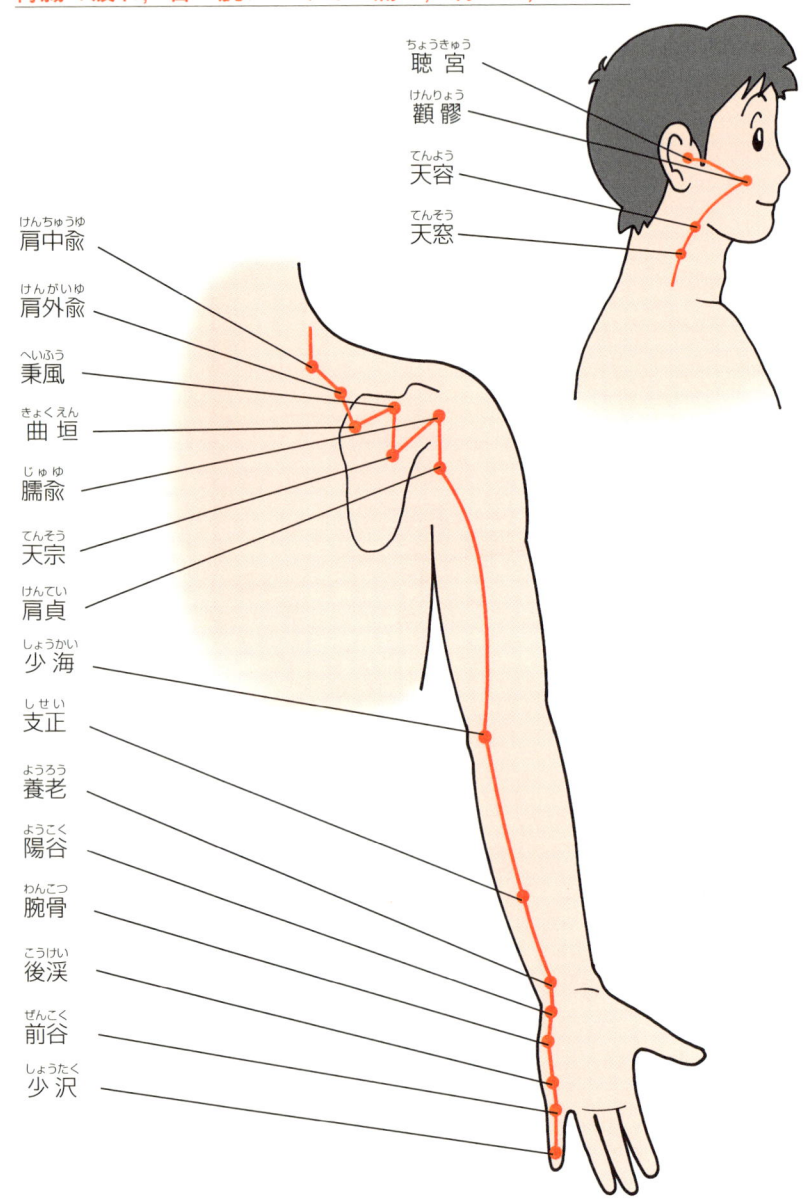

- 聴宮 (ちょうきゅう)
- 顴髎 (けんりょう)
- 天容 (てんよう)
- 天窓 (てんそう)
- 肩中兪 (けんちゅうゆ)
- 肩外兪 (けんがいゆ)
- 秉風 (へいふう)
- 曲垣 (きょくえん)
- 臑兪 (じゅゆ)
- 天宗 (てんそう)
- 肩貞 (けんてい)
- 少海 (しょうかい)
- 支正 (しせい)
- 養老 (ようろう)
- 陽谷 (ようこく)
- 腕骨 (わんこつ)
- 後渓 (こうけい)
- 前谷 (ぜんこく)
- 少沢 (しょうたく)

7. 足の太陽膀胱経（67穴）

排尿異常，むくみ，内臓全般の症状改善

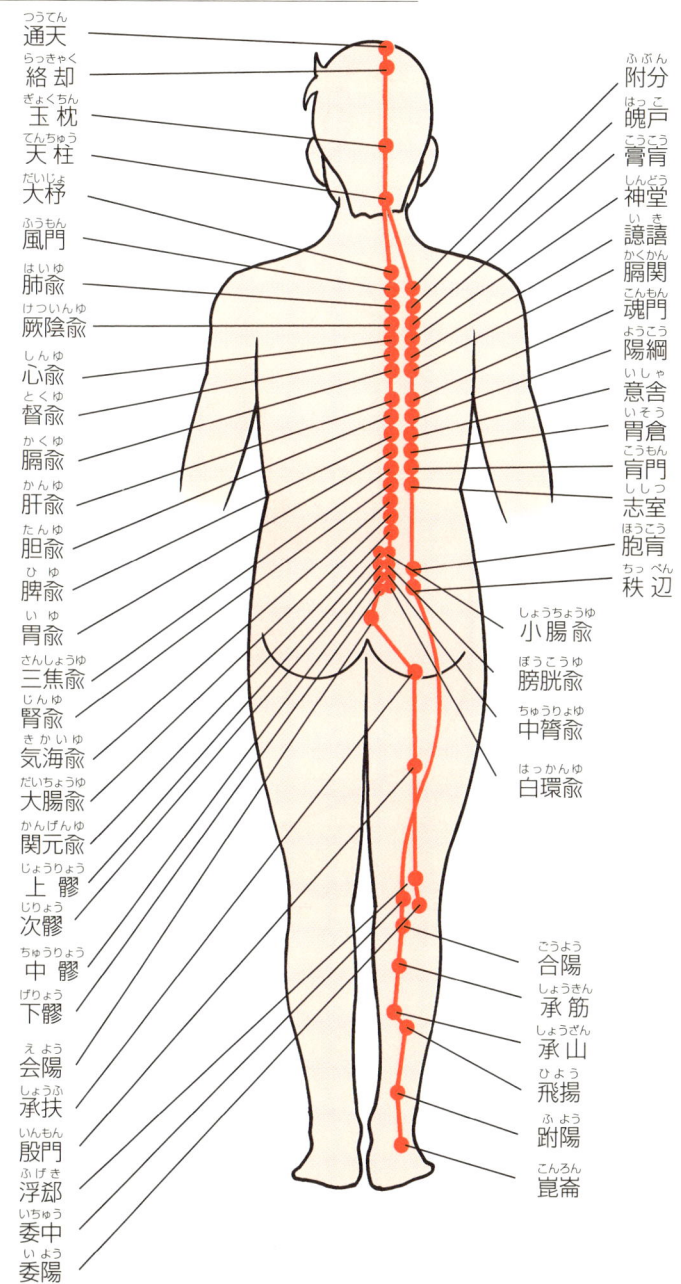

通天（つうてん）
絡却（らっきゃく）
玉枕（ぎょくちん）
天柱（てんちゅう）
大杼（だいじょ）
風門（ふうもん）
肺兪（はいゆ）
厥陰兪（けついんゆ）
心兪（しんゆ）
督兪（とくゆ）
膈兪（かくゆ）
肝兪（かんゆ）
胆兪（たんゆ）
脾兪（ひゆ）
胃兪（いゆ）
三焦兪（さんしょうゆ）
腎兪（じんゆ）
気海兪（きかいゆ）
大腸兪（だいちょうゆ）
関元兪（かんげんゆ）
上髎（じょうりょう）
次髎（じりょう）
中髎（ちゅうりょう）
下髎（げりょう）
会陽（えよう）
承扶（しょうふ）
殷門（いんもん）
浮郄（ふげき）
委中（いちゅう）
委陽（いよう）

附分（ふぶん）
魄戸（はっこ）
膏肓（こうこう）
神堂（しんどう）
譩譆（いき）
膈関（かくかん）
魂門（こんもん）
陽綱（ようこう）
意舎（いしゃ）
胃倉（いそう）
肓門（こうもん）
志室（ししつ）
胞肓（ほうこう）
秩辺（ちっぺん）
小腸兪（しょうちょうゆ）
膀胱兪（ぼうこうゆ）
中膂兪（ちゅうりょゆ）
白環兪（はっかんゆ）
合陽（ごうよう）
承筋（しょうきん）
承山（しょうざん）
飛揚（ひよう）
跗陽（ふよう）
崑崙（こんろん）

第3編　付録（十二経脈）

正経十二経脈　255

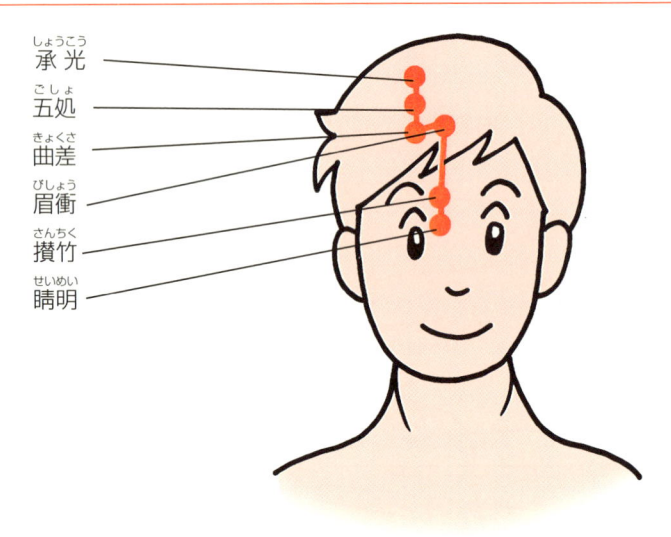

第3編 付録

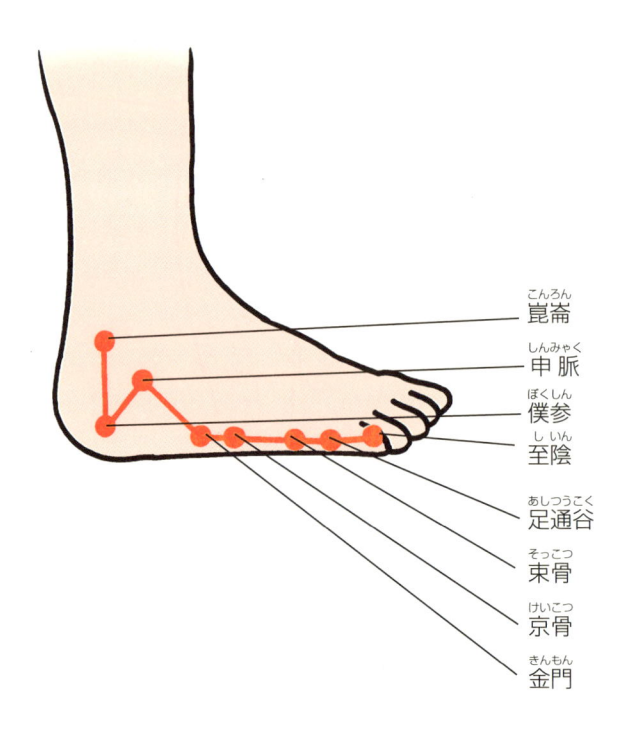

頭部
- しょうこう　承光
- ごしょ　五処
- きょくさ　曲差
- びしょう　眉衝
- さんちく　攢竹
- せいめい　睛明

足部
- こんろん　崑崙
- しんみゃく　申脈
- ぼくしん　僕参
- しいん　至陰
- あしつうこく　足通谷
- そっこつ　束骨
- けいこつ　京骨
- きんもん　金門

8. 足の少陰腎経（27穴）

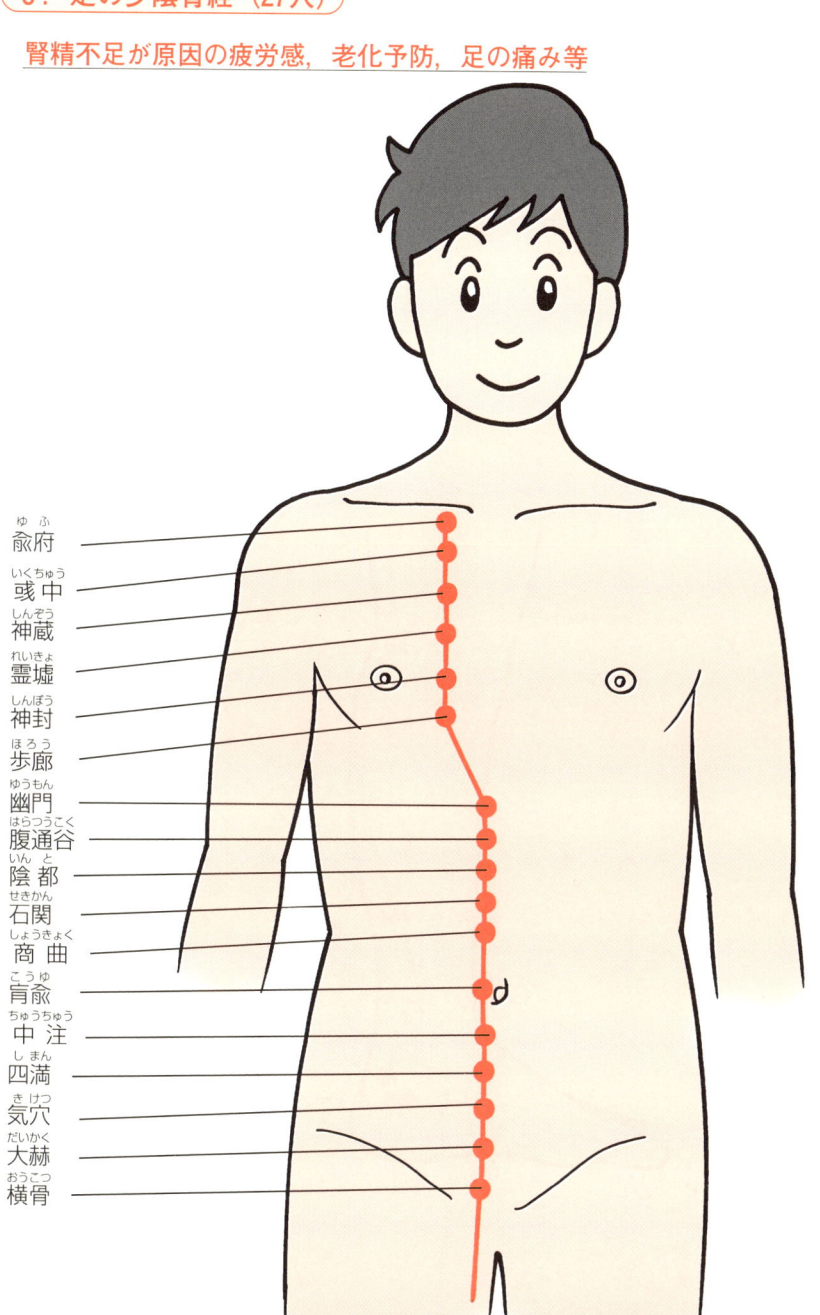

腎精不足が原因の疲労感，老化予防，足の痛み等

兪府（ゆふ）
彧中（いくちゅう）
神蔵（しんぞう）
霊墟（れいきょ）
神封（しんぽう）
歩廊（ほろう）
幽門（ゆうもん）
腹通谷（はらつうこく）
陰都（いんと）
石関（せきかん）
商曲（しょうきょく）
肓兪（こうゆ）
中注（ちゅうちゅう）
四満（しまん）
気穴（きけつ）
大赫（だいかく）
横骨（おうこつ）

第3編　付録（十二経脈）

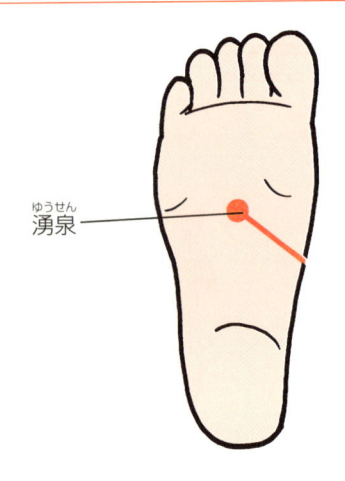

第3編 付録

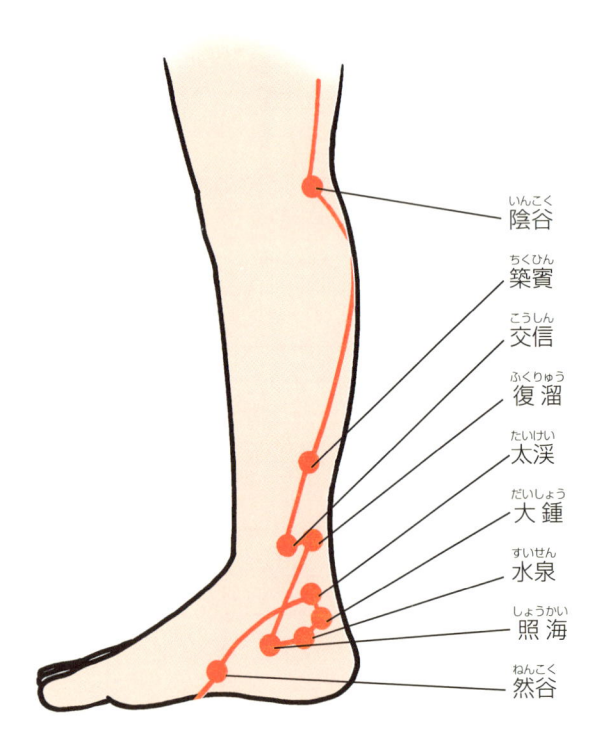

湧泉（ゆうせん）

陰谷（いんこく）
築賓（ちくひん）
交信（こうしん）
復溜（ふくりゅう）
太渓（たいけい）
大鍾（だいしょう）
水泉（すいせん）
照海（しょうかい）
然谷（ねんこく）

9. 手の厥陰心包経（9穴）

動悸や胸痛，ストレス緩和等

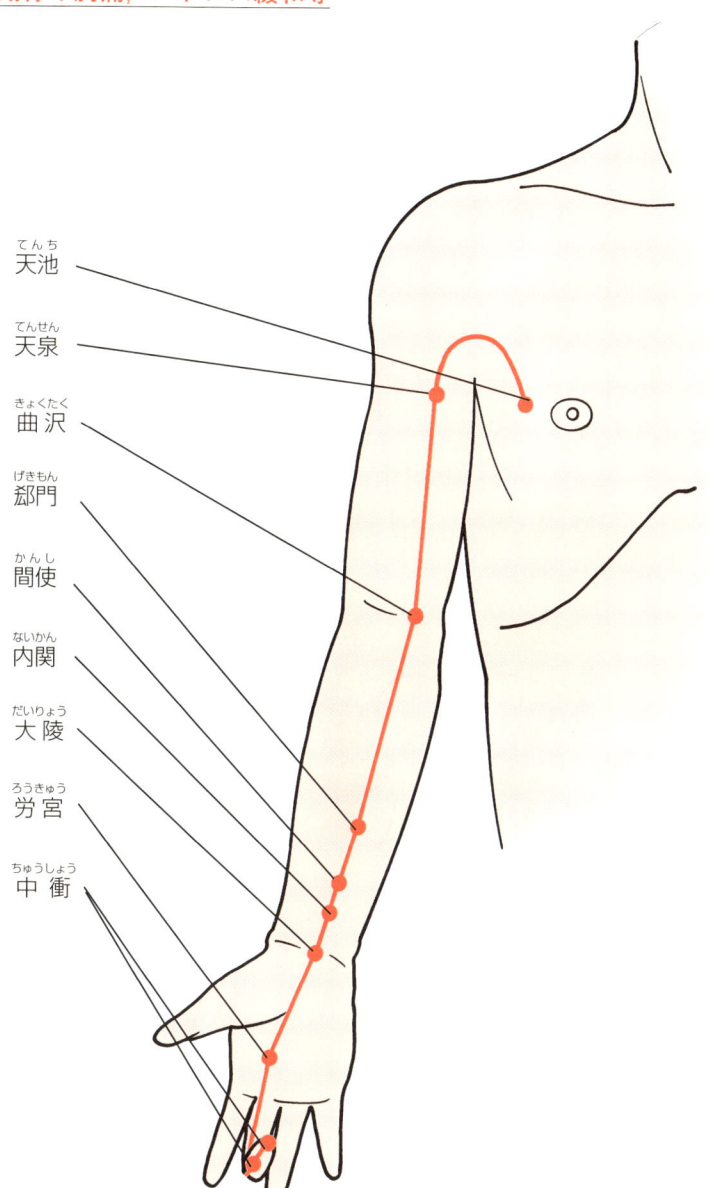

- 天池（てんち）
- 天泉（てんせん）
- 曲沢（きょくたく）
- 郄門（げきもん）
- 間使（かんし）
- 内関（ないかん）
- 大陵（だいりょう）
- 労宮（ろうきゅう）
- 中衝（ちゅうしょう）

10. 手の少陽三焦経 (23穴)

むくみや排尿障害, 首から腕の痛みの改善

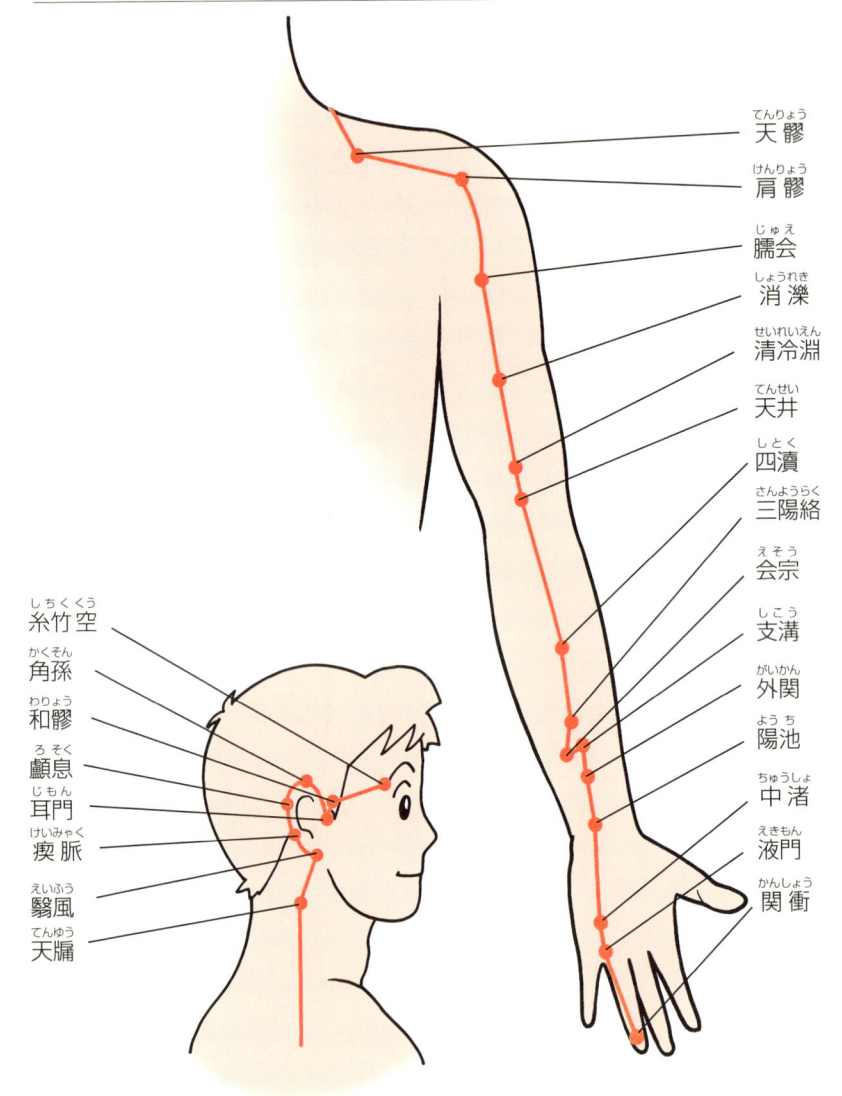

てんりょう	天髎
けんりょう	肩髎
じゅえ	臑会
しょうれき	消濼
せいれいえん	清冷淵
てんせい	天井
しとく	四瀆
さんようらく	三陽絡
えそう	会宗
しこう	支溝
がいかん	外関
ようち	陽池
ちゅうしょ	中渚
えきもん	液門
かんしょう	関衝

しちくくう	糸竹空
かくそん	角孫
わりょう	和髎
ろそく	顱息
じもん	耳門
けいみゃく	瘈脈
えいふう	翳風
てんゆう	天牖

11. 足の少腸胆経（44穴）

耳鳴り，めまい，難聴，頭痛等

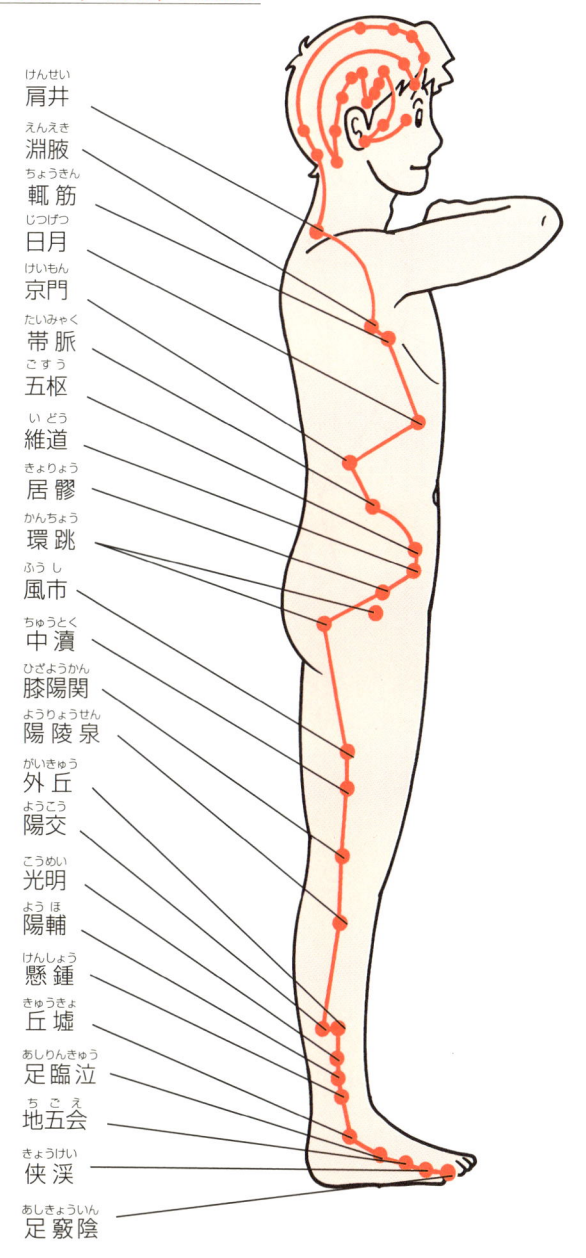

けんせい	肩井
えんえき	淵腋
ちょうきん	輒筋
じつげつ	日月
けいもん	京門
たいみゃく	帯脈
ごすう	五枢
いどう	維道
きょりょう	居髎
かんちょう	環跳
ふうし	風市
ちゅうとく	中瀆
ひざようかん	膝陽関
ようりょうせん	陽陵泉
がいきゅう	外丘
ようこう	陽交
こうめい	光明
ようほ	陽輔
けんしょう	懸鍾
きゅうきょ	丘墟
あしりんきゅう	足臨泣
ちごえ	地五会
きょうけい	侠渓
あしきょういん	足竅陰

しょうえい	正営
しょうれい	承霊
もくそう	目窓
あたまりんきゅう	頭臨泣
ほんじん	本神
がんえん	頷厭
そっこく	率谷
てんしょう	天衝
ふはく	浮白
のうくう	脳空
あたまきょういん	頭竅陰
ふうち	風池
かんこつ	完骨

けんろ	懸顱
けんり	懸釐
ようはく	陽白
どうしりょう	瞳子髎
きょくひん	曲鬢
じょうかん	上関
ちょうえ	聴会

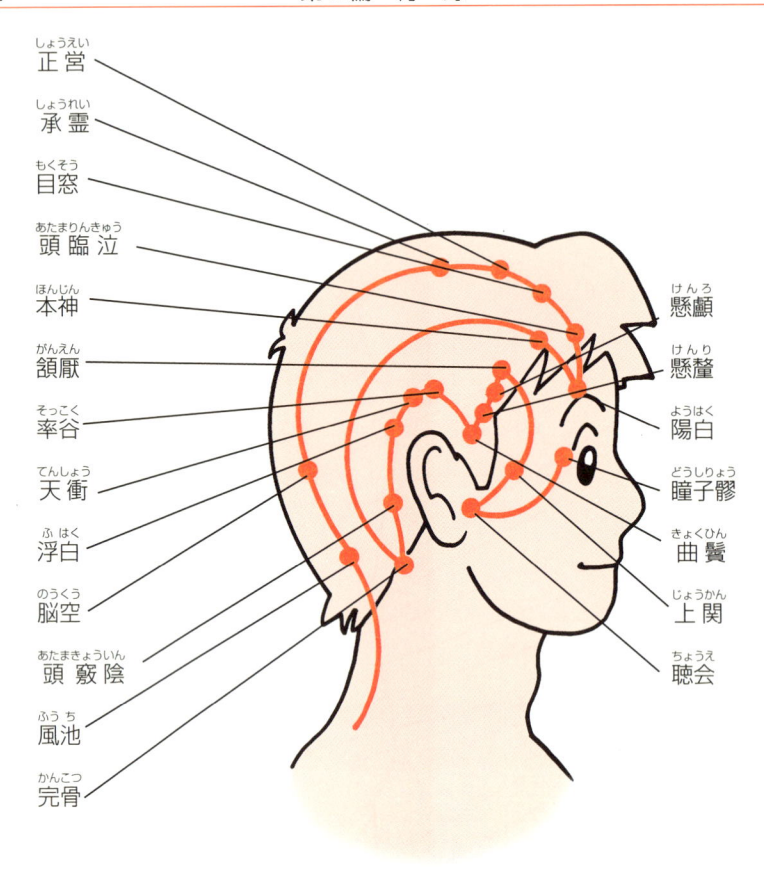

12. 足の厥陰肝経（14穴）

視力減退，爪の異常，肝臓疾患，関節のしびれ，痛み

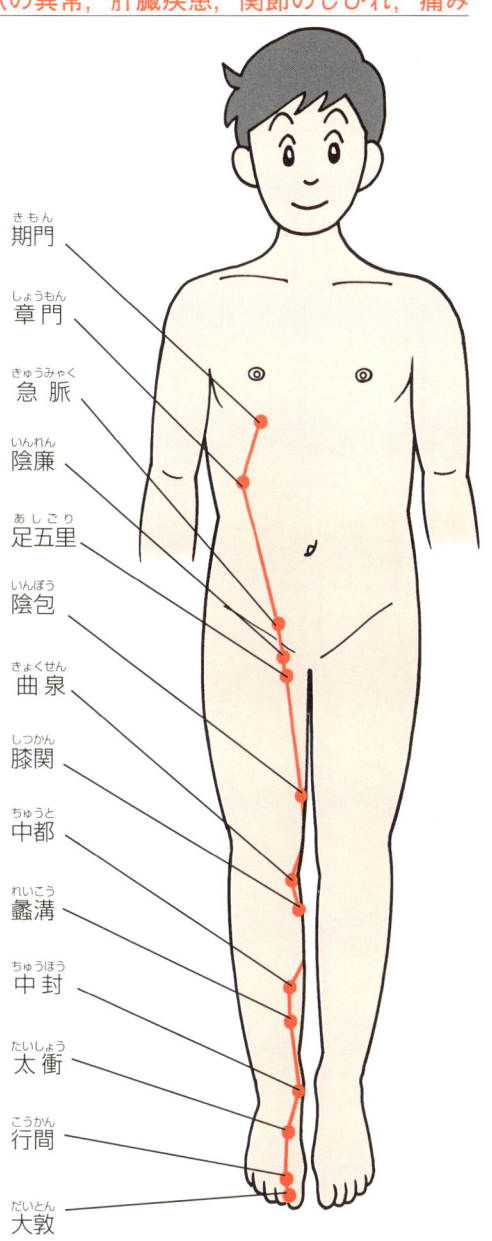

- 期門（きもん）
- 章門（しょうもん）
- 急脈（きゅうみゃく）
- 陰廉（いんれん）
- 足五里（あしごり）
- 陰包（いんぽう）
- 曲泉（きょくせん）
- 膝関（しつかん）
- 中都（ちゅうと）
- 蠡溝（れいこう）
- 中封（ちゅうほう）
- 太衝（たいしょう）
- 行間（こうかん）
- 大敦（だいとん）

奇経八脈（つぼが存在するのは督脈，任脈のみ）

1. 督脈（28穴）

頭痛や排尿障害，ストレスが溜まった状態等を緩和する

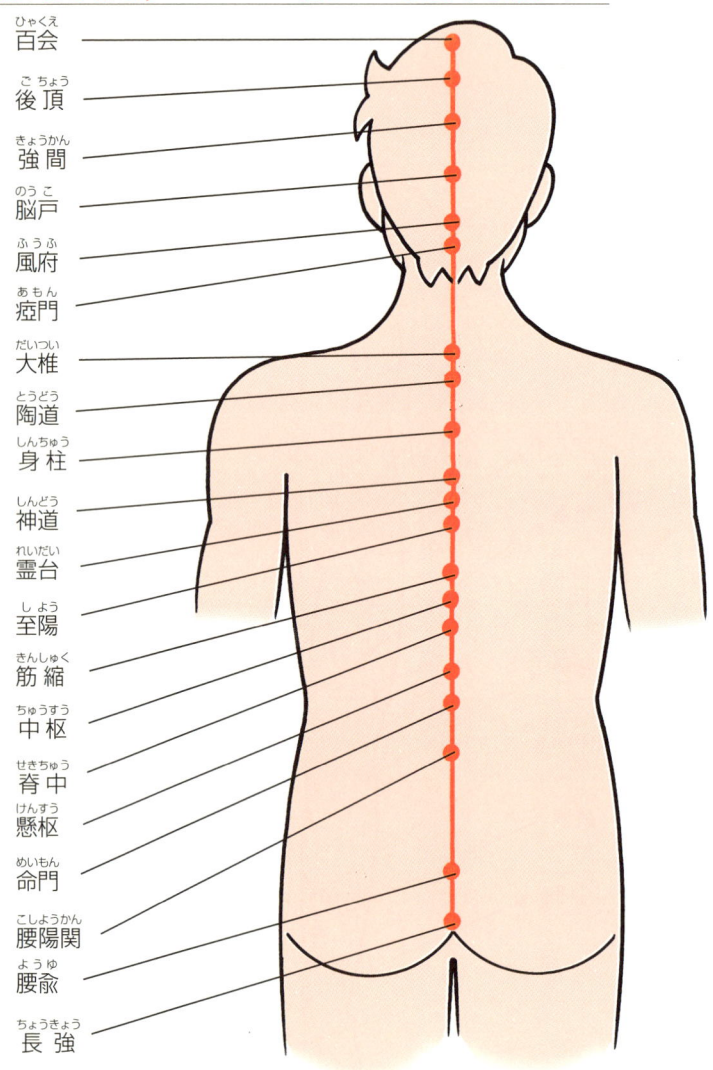

- 百会（ひゃくえ）
- 後頂（ごちょう）
- 強間（きょうかん）
- 脳戸（のうこ）
- 風府（ふうふ）
- 瘂門（あもん）
- 大椎（だいつい）
- 陶道（とうどう）
- 身柱（しんちゅう）
- 神道（しんどう）
- 霊台（れいだい）
- 至陽（しよう）
- 筋縮（きんしゅく）
- 中枢（ちゅうすう）
- 脊中（せきちゅう）
- 懸枢（けんすう）
- 命門（めいもん）
- 腰陽関（こしようかん）
- 腰兪（ようゆ）
- 長強（ちょうきょう）

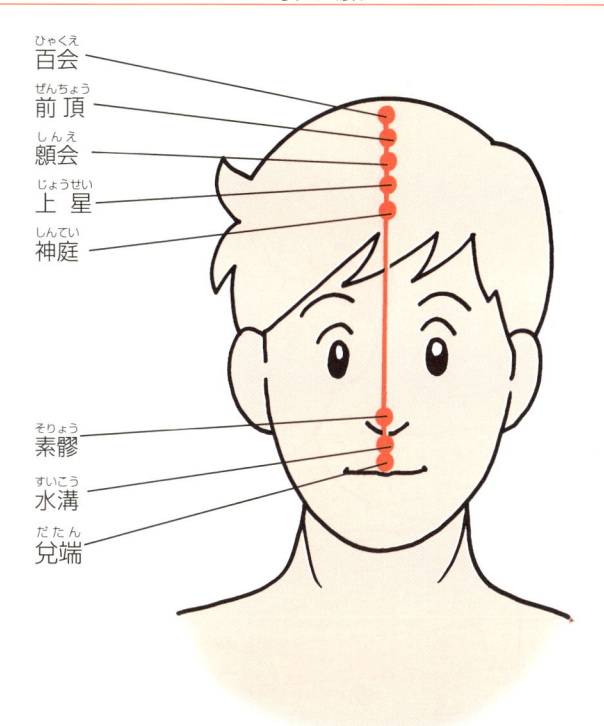

奇経八脈　　　　　265

ひゃくえ
百会
ぜんちょう
前頂
しんえ
顖会
じょうせい
上星
しんてい
神庭

そりょう
素髎
すいこう
水溝
だたん
兌端

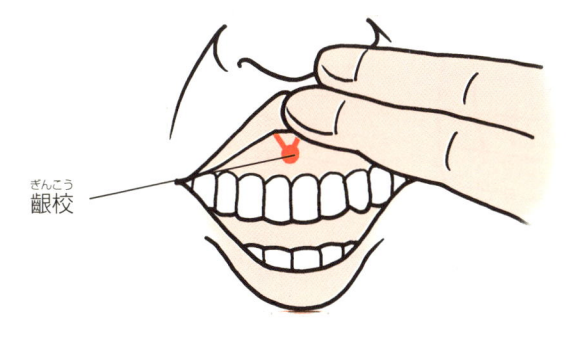

ぎんこう
齦交

第3編　付録（奇経八脈）

2. 任脈（24穴）

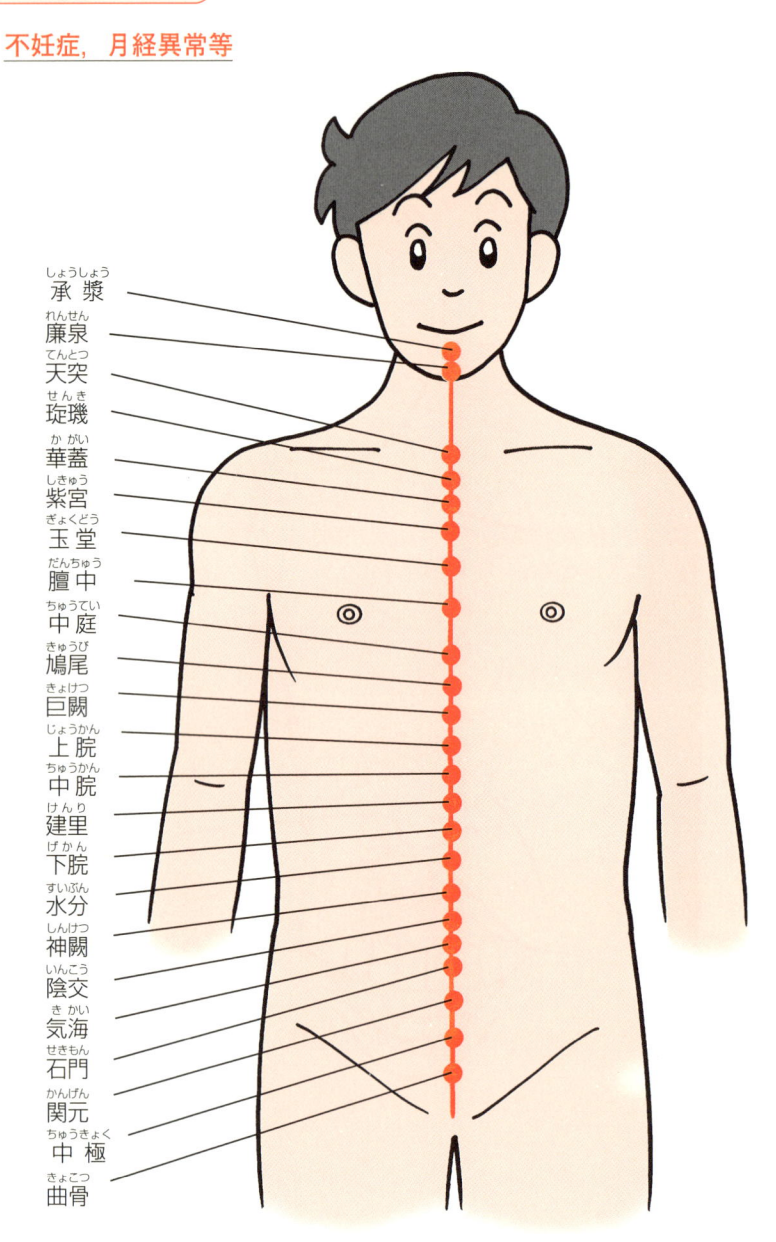

不妊症，月経異常等

承漿	しょうしょう
廉泉	れんせん
天突	てんとつ
璇璣	せんき
華蓋	かがい
紫宮	しきゅう
玉堂	ぎょくどう
膻中	だんちゅう
中庭	ちゅうてい
鳩尾	きゅうび
巨闕	きょけつ
上脘	じょうかん
中脘	ちゅうかん
建里	けんり
下脘	げかん
水分	すいぶん
神闕	しんけつ
陰交	いんこう
気海	きかい
石門	せきもん
関元	かんげん
中極	ちゅうきょく
曲骨	きょこつ

奇経八脈　　　　　　　　267

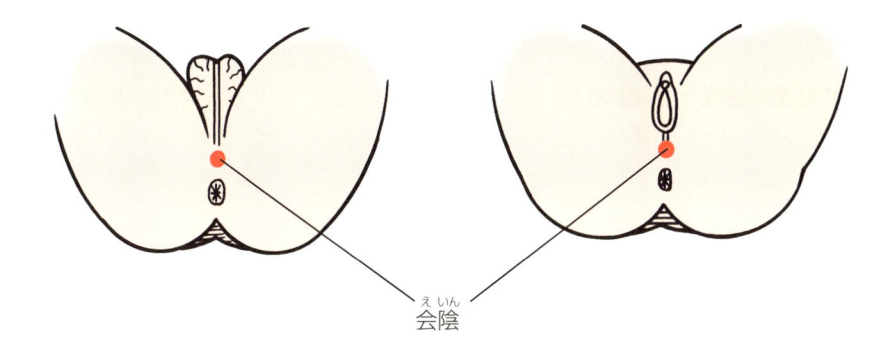

え いん
会陰

奇穴

　正経十二経脈と督脈，任脈の十四経絡を経穴と呼びますが，それに属さないつぼを経外穴といいます。経外穴のうち1,900年以降に発見されたつぼを新穴，それ以前のつぼを奇穴といいます。経外穴は1,000以上あるといわれています。

1. 頭頸部穴

白髪，抜け毛

位　置：百会穴の前後左右に指2本分空けて外側にあります。

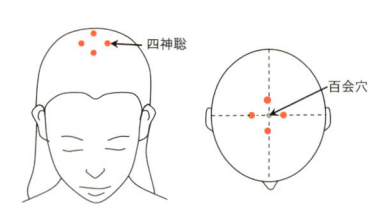

四神聡（ししんそう）

鼻水，鼻づまり，不眠，めまい，頭痛

位　置：眉間の中央にあります。

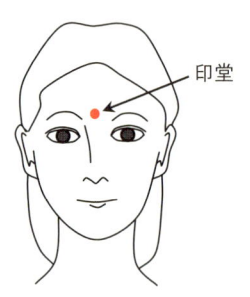

印堂（いんどう）

白内障，老眼，乱視，眼筋まひ，目のかすみ，充血

位　置：眉毛の中央辺りにあることから眉中（びちゅう）ともいいます。

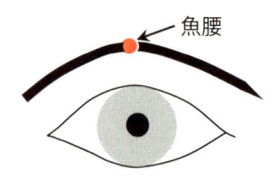

魚腰（ぎょよう）

奇穴

眼精疲労, 老眼の予防, 頭痛, 歯痛

位 置：こめかみの両側にあるツボです。

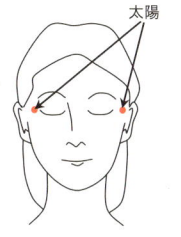

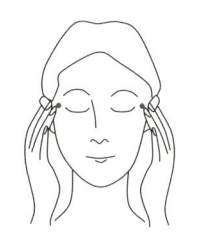

太陽（別名　当容：とうよう）

眼瞼けいれん, 目の疲れ, 目じりのしわ, たるみ

位 置：目じりから1/4あたりの骨のくぼみにあるつぼです。

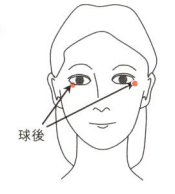

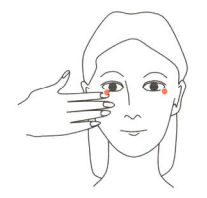

球後（きゅうご）

顔のできもの, 下歯痛, 顔面神経麻痺等

位 置：耳垂の前5分～1寸（新医療法手冊）。耳たぶのつけ根の1センチくらい前にあるヘコミの部分になります。

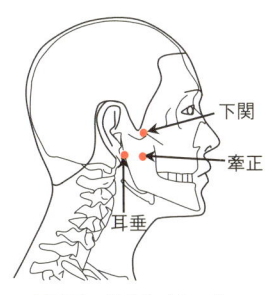

牽正（けんせい）

黄疸, 顔面神経麻痺, 歯痛, 歯根の腫れ等

位 置：顔面部, 承漿の外方1寸。あごの中央から1cm外側にあります。

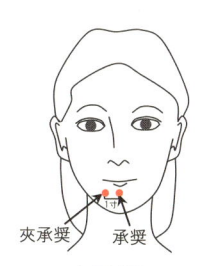

夾承漿
（きょうしょうしょう）

第3編　付録（奇穴）

老眼，近眼，緑内障，白内障などの目の疾患

|位　置|：耳たぶの後下方，『翳風』のツボの後ろ1寸の所のツボ。乳様突起の下縁にあります。耳の後ろの少し出っ張った骨の先端の真下で耳たぶの下の線とほぼ同じ所にあります。

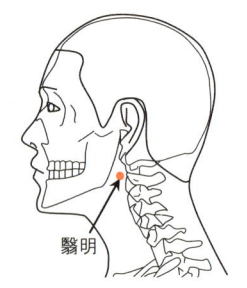

翳明（えいめい）

2．胸腹部穴

婦人科系疾患，膀胱炎

|位　置|：へその下4寸。中極の外側3寸。

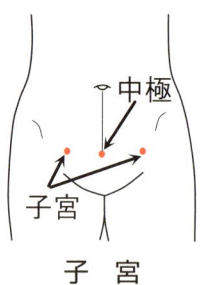

子　宮

3．背部穴

空咳，喘息

|位　置|：第7頸椎より外側に1横指（指幅1本分）のところにあるツボ。第7頸椎と第1胸椎の棘突起の間の傍ら7〜8ミリにあります。

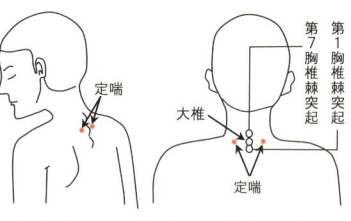

定喘（ていぜん）＝別名：治喘

奇穴

気管支炎，気管支喘息，ノイローゼ，心臓疾患，肋間神経痛

|位　置|：第4胸椎棘突起の下の陥凹部。背骨にある胸椎（きょうつい）の5番目の上にあります。

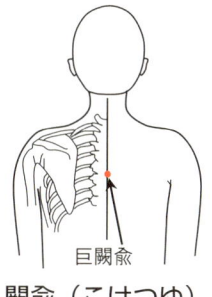

巨闕兪

闕兪（こけつゆ）

腹痛，下痢，消化不良，小児の赤白痢やヒステリー，胃痙攣等

|位　置|：第12胸椎棘突起の下の陥凹部にあります。

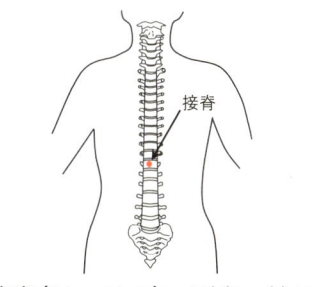

接脊

接脊（せっせき）　別名：接骨

肝臓・脾臓・膵臓などの肥大によるつかえ感

|位　置|：1・第2腰椎の出っ張りの間の高さで外方3寸5分に取ります。第12肋骨の下縁にあたります。

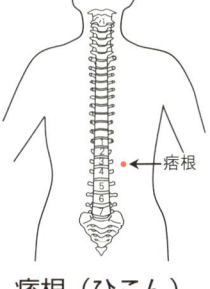

痞根

痞根（ひこん）

第3編　付録（奇穴）

腰痛，精力減退，腹痛，下痢，遺尿，尿の出が悪い等

位　置：第3腰椎棘突起の下にあります。

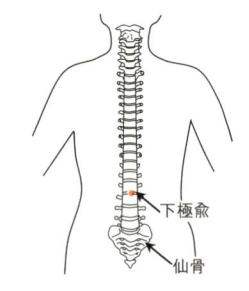

下極兪（かきょくゆ）

過少月経などの月経異常，慢性腰痛や腎臓の不調，糖尿病の症状，睾丸炎等

位　置：おへその真後ろの背骨……丁度第2腰椎の中心を探します。そこから左右に指4本分ほど離れた所でさらに3～4センチ下にあるくぼみに位置。お尻のほっぺのほぼ中央で，立つとえくぼができる所です。

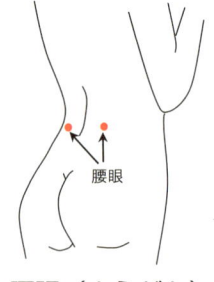

腰眼（ようがん）

妊娠時の排尿障害，腰痛

位　置：脊椎の，胸椎は12椎，腰椎は5椎あります。胸椎の一番から数えて，17番目のところにあるつぼです。

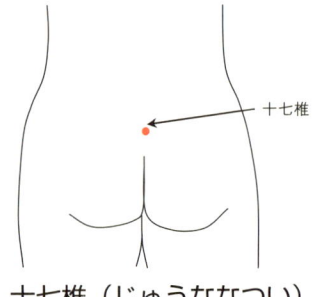

十七椎（じゅうななつい）

奇　穴　　　　　　　　　273

肩こり，特に首周りのコリ

位　置：場所は首を下に曲げたときに最も出っ張る骨の指1本分外側くらいにあります。

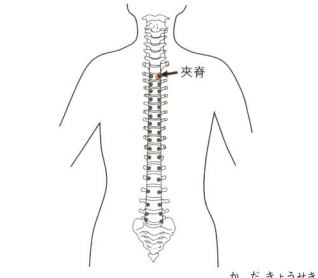

夾脊（きょうせき）(別名：華佗夾脊)

呼吸器疾患，心臓疾患

位　置：紐を首にかけ鳩尾までの長さを背中にとります。

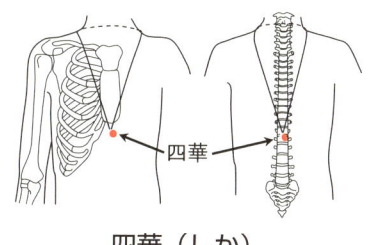

四華（しか）

胃炎，胃下垂，胃痙攣，胃潰瘍，消化不良，胃部膨満感，黄疸，胆石，腹痛，便秘，下痢，食欲不振

位　置：臍から外側に2寸（3指幅）で上に3寸（胸骨下端と臍の間を8等分し上に3/8）の位置にあります。

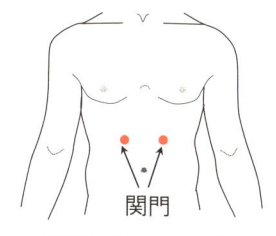

関門（かんもん）

第3編　付録（奇穴）

4. 上肢部穴

肩関節周囲炎，上肢の運動障害

位 置：腕を垂らし腋窩横紋の前端と肩髃の中点にあります。

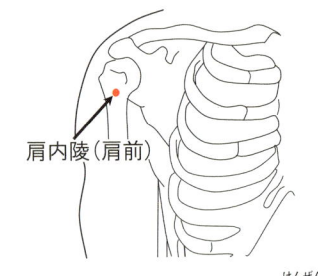

肩内陵（けんないりょう）（別名：肩前（けんぜん））

急性の腰痛

位 置：手の甲　第2・3中手骨の間または第4・5中手骨の間の骨底間の陥凹部の2点にあります。

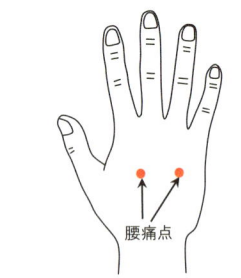

腰痛点（ようつうてん）（別名：要腿点（ようたいてん））

寝違え

位 置：手の甲　第2・3中手指節関節の間の近位陥凹部にあります。

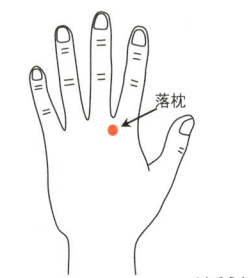

落枕（らくちん）（別名：外労宮（そとろうきゅう））

奇穴

手の腫れ・痛み，歯痛，頭痛

位 置：手の甲　手を軽く握り第1～
　　　　5指間の指のまたの後ろにあ
　　　　ります。

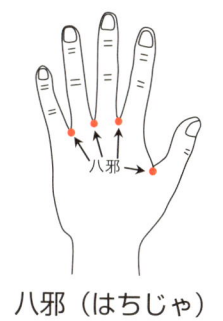

八邪（はちじゃ）

小児のかんしゃく，回虫症

位 置：手のひら第2～5近位指節間
　　　　関節の中央にあります。

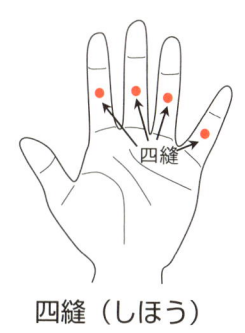

四縫（しほう）

混迷，脳卒中，発熱，指のしびれ

位 置：両手十指の先端中央にあります。

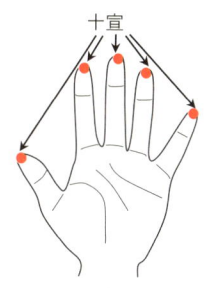

十宣（じゅうせん）（別名：十指端）

第3編　付録（奇穴）

5．下肢部穴

足や膝の麻痺，膝の腫れ・痛み

位　置：膝蓋骨底上際中点のくぼみにあります。

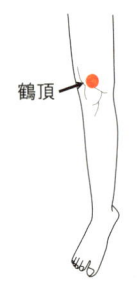

鶴頂(かくちょう)（別名：膝頂(しっちょう)）

膝の腫れ，痛み，脚気

位　置：膝蓋骨の下の内側のくぼみにあります。

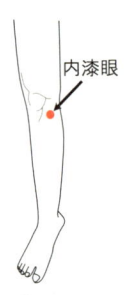

内膝眼（ないしつがん）

胆のう炎，胸脇痛

位　置：下腿外側の上部　腓骨小頭の前下方のくぼみ陽陵泉から下に2寸のところにあります。

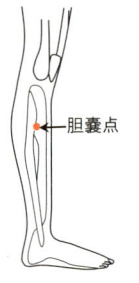

胆嚢点（たんのうてん）

急性虫垂炎

位　置：下腿の前側上部　脛骨前縁から横に１寸のところにあります。

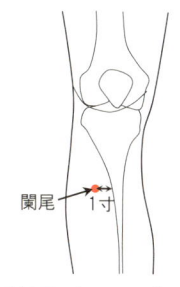

蘭尾（らんび）

足の甲の腫れ，脚気

位　置：足の甲　第１〜５指間の指のまたの後ろにあります。

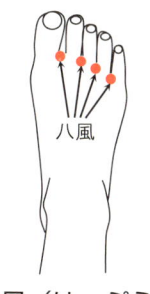

八風（はっぷう）

食あたり，腹痛

位　置：足底部　第2中足指節関節のやや後方にあります。

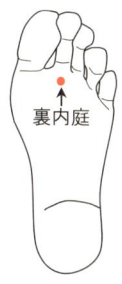

裏内庭（うらないてい）

下肢の冷え，むくみ

位　置：足底部　踵の中央にあります。

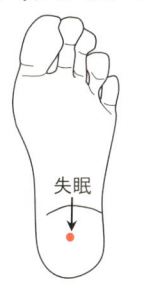

失眠（しつみん）

索 引

アルファベット

BOD 70
COD 70
DO 70
pH 70

ア行

移植片対宿主病 （イショクヘンタイシュクシュビョウ） 131
一回換気量 （イッカイカンキリョウ） 109
胃内停水 （イナイテイスイ） 32
医療保障 （イリョウホショウ） 63
隠痛 （インツウ） 36
インフォームド・コンセント 64
陰陽互根 （インヨウゴコン） 181
陰陽消長 （インヨウショウチョウ） 181
運化 （ウンカ） 20
営気 （エイキ） 14
衛気 （エキ） 14
エリテマトーデス 153
遠位列手根骨 （エンイレッシュコンコツ） 96
嚥下 （エンゲ） 114
員鍼 （エンシン） 186
黄厚苔 （オウコウタイ） 31
瘀血（血瘀） （オケツ（ケツオ）） 180
瘀斑舌 （オハンゼツ） 31
温煦作用 （オンクサヨウ） 14

カ行

下行性抑制系 （カコウセイヨクセイケイ） 230
火邪 （カジャ） 23
鵞足 （ガソク） 99
肩関節周囲炎 （カタカンセツシュウイエン） 155
肩手症候群 （カタテショウコウグン） 162
脚気八処 （カッケハッショ） 190
活性汚泥法 （カッセイオデイホウ） 76
管散術 （カンサンジュツ） 232
寒邪 （カンジャ） 23
管鍼法 （カンシンホウ） 52
感染症発生動向調査 （カンセンショウハッセイドウコウチョウサ） 75
寒熱弁証 （カンネツベンショウ） 30
γ運動ニューロン （ガンマウンドウ） 121
気 （キ） 13
気虚 （キキョ） 16
奇恒の腑 （キコウノフ） 19
気滞 （キタイ） 17
灸あたり （キュウ） 240
灸頭鍼法 （キュウトウシンホウ） 236
九変に応ずる刺法 （キュウヘンニオウズルシホウ） 173
胸脇苦満 （キョウキョウクマン） 32
虚実弁証 （キョジツベンショウ） 28
近位列手根骨 （キンイレッシュコンコツ） 96
偶刺 （グウシ） 219
空痛 （クウツウ） 36
クッシング症候群 （ショウコウグン） 137

クリアランス	121	巨刺（キョシ）	183
クレチン症（ショウ）	136	固縮（コシュク）	142
群発頭痛（グンパツズツウ）	152	骨度法（コツドホウ）	48, 196
痙縮（ケイシュク）	170	五要穴（ゴヨウケツ）	48
頚髄中心性損傷（ケイズイチュウシンセイソンショウ）	148	コンパートメント障害（ショウガイ）	209
迎随の補法（ゲイズイノホホウ）	177	**サ行**	
珪肺症（ケイハイショウ）	126		
経脈（ケイミャク）	44	斉刺（サイシまたはセイシ）	184
経絡（ケイラク）	44	細指術（サイシジュツ）	236
血（ケツ）	13, 16	再生不良性貧血（サイセイフリョウセイヒンケツ）	128, 139
血瘀（瘀血）（ケツオ・オケツ）	17	サイバネティックス	230
血寒（ケッカン）	17	酸塩基平衡（サンエンキヘイコウ）	119
血虚（ケッキョ）	17	賛刺（サンシ）	181
月経困難症（ゲッケイコンナンショウ）	138	三焦気化（サンショウキカ）	176
血熱（ケツネツ）	17	酸痛（サンツウ）	35
原気（元気）（ゲンキ・ゲンキ）	14	歯痕舌（シコンゼツ）	31
肩甲上腕リズム（ケンコウジョウワン）	164	示指打法（シシダホウ）	234
原発性アルドステロン症（ゲンパツセイ・ショウ）	150	湿（シツ）	17
合計特殊出生率（ゴウケイトクシュシュッセイリツ）	73	刺痛（シツウ）	35
後縦靱帯骨化症（コウジュウジンタイコッカショウ）	155	湿邪（シツジャ）	23
毫鍼（ゴウシン）	52	シナプス伝達（デンタツ）	117
口淡（コウタン）	179	紫斑病（シハンビョウ）	157
絞痛（コウツウ）	36	斜角筋症候群（シャカクキンショウコウグン）	211
後天の精（コウテンノセイ）	16	雀啄術（ジャクタクジュツ）	231
五行学説（ゴギョウガクセツ）	26	灼痛（シャクツウ）	36
国勢調査（コクセイチョウサ）	75	周期性四肢麻痺（シュウキセイシシマヒ）	139
国民栄養調査（コクミンエイヨウチョウサ）	75	重痛（ジュウツウ）	35
国民生活基礎調査（コクミンセイカツキソチョウサ）	75	十二刺（ジュウニシ）	181
五更泄瀉（ゴコウセッシャ）	220	粛降（シュクコウ）	20
五志（ゴシ）	175	主水（シュスイ）	21

索引

出血性梗塞 (シュッケツセイコウソク)	130	相克関係 (ソウコクカンケイ)	177
昇清 (ショウセイ)	20	燥邪 (ソウジャ)	23
猩紅熱 (ショウコウネツ)	151	蔵精 (ゾウセイ)	21
消穀善飢 (ショウコクゼンキ)	188	痩薄舌 (ソウハクゼツ)	30
少腹急結 (ショウフクキュウケツ)	33	疎泄 (ソセツ)	20
小腹不仁 (ショウフクフジン)	33		
暑邪 (ショジャ)	23	**タ行**	
神 (シン)	16	大腿三角 (ダイタイサンカク)	192
津液 (シンエキ)	176	大動脈弁狭窄症 (ダイドウミャクベンキョウサクショウ)	149
津液 (シンエキ)	16	痰 (タン)	17
心下痞硬 (シンカヒコウ)	32	淡紅舌 (タンコウゼツ)	31
腎血漿流量 (ジンケッショウリュウリョウ)	116	淡泊舌 (タンパクゼツ)	31
人畜共通感染症 (ジンチクキョウツウカンセンショウ)	72	知熱灸 (チネツキュウ)	55
錐体路 (スイタイロ)	99	中風七穴 (チュウフウナナケツ)	190
垂直感染 (スイチョクカンセン)	72	張痛 (チョウツウ)	35
推動作用 (スイドウサヨウ)	14	潮熱 (チョウネツ)	174
寸口 (スンコウ)	32	腸閉塞（イレウス）(チョウヘイソク)	154
精 (セイ)	16	通所リハビリテーション (ツウショ)	165
生活習慣 (セイカツシュウカン)	70	つぼ（経穴）(ケイケツ)	44
正経十二経脈 (セイケイジュウニケイミャク)	44	盗汗 (トウカン)	176
生血 (セイケツ)	20	統血 (トウケツ)	20
掣痛 (セイツウ)	36	透熱灸 (トウネツキュウ)	54
脊椎分離すべり症 (セキツイブンリ...ショウ)	151	督脈 (トクミャク)	44
切診 (セッシン)	31	ドケルバン病 (ビョウ)	217
全身性エリテマトーデス (ゼンシンセイ)	153	トレンデレンブルグ徴候 (チョウコウ)	141
先天の精 (センテンセイ)	16		
全肺容量 (ゼンハイヨウリョウ)	109	**ナ行**	
宣発 (センパツ)	20	二重支持期 (ニジュウシジキ)	168
宗気 (ソウキ)	14	尿崩症 (ニョウホウショウ)	157
蔵血 (ゾウケツ)	20	ニンニク灸 (キュウ)	243

任脈	44
ネフローゼ症候群	152
脳幹	95
納気	21

ハ行

バイオエシックス	65
肺活量	109
肺気腫	154
剥落舌	31
八会穴	190
八網（はっこう又ははちこう）	179
八総穴	197
胖大舌	30
表裏弁証	28
日和見感染	146
日和見感染症	128
ファレンテスト	138
ファロー四徴候	141
風邪	23
腹診	32
腹膜垂	104
扶正	13
聞診	33
平均血圧	137
ベーチェット病	154
紅舌	31
ヘバーデン結節	160
偏衰	13

偏盛	12
棒灸	239
防御作用	14
報刺	208
望診	30
募穴	195
ボタン穴変形	137

マ行

慢性腎不全	149
ミオクローヌス	143
脈象	32
脈診	32
無痕灸	54
無痕灸	241
門脈	101

ヤ行

有鉤骨骨折	206
有痕灸	54
溶血性貧血	136
予備呼気量	109

ラ行

絡脈	44
梨状筋症候群	223
リスフラン関節	95
冷痛	36
裂紋舌	31
ロンベルグ試験	143

ワ行

ワイシャツ
歪斜舌　　　30

MEMO

MEMO

MEMO

著者紹介

Well-Being（ウェルビーイング）

　2003年から医療・保健・福祉の人材育成事業，出版事業を全国展開。
　07年8月，登録販売者受験対策研修・教材事業にいち早く参入。
　仙台，東京，名古屋，大阪，福岡など主要都市をはじめ，全国各地で研修事業を展開するとともに，新潟，群馬，埼玉，和歌山各県の医薬品登録販売者協会から長期研修を受託。
　研修修了生の高い合格率を誇っている。
　登録販売者関連事業のネットワーク化・人材紹介・コンサルタント事業も展開している。

　ホームページ：http://www.wbe.jp

代　　表　　野村　俊一

執筆協力　　金山　弘樹

弊社ホームページでは，書籍に関する様々な情報（法改正や正誤表等）を随時更新しております。ご利用できる方はどうぞご覧下さい。http://www.kobunsha.org
正誤表がない場合，あるいはお気づきの箇所の掲載がない場合は，下記の要領にてお問い合せ下さい。

よくわかる！
はり師・きゅう師 試験合格テキスト

著　　者	Well-Being
印刷・製本	亜細亜印刷株式会社

発 行 所	株式会社 弘文社	〒546-0012 大阪市東住吉区中野2丁目1番27号 ☎ (06) 6797-7441 FAX(06) 6702-4732 振替口座　00940-2-43630 東住吉郵便局私書箱1号
代 表 者	岡崎　達	

ご注意
（1）本書は内容について万全を期して作成いたしましたが，万一ご不審な点や誤り，記載もれなどお気づきのことがありましたら，当社編集部まで書面にてお問い合わせください。その際は，具体的なお問い合わせ内容と，ご氏名，ご住所，お電話番号を明記の上，FAX，電子メール（henshu1@kobunsha.org）または郵送にてお送りください。
（2）本書の内容に関して適用した結果の影響については，上項にかかわらず責任を負いかねる場合がありますので予めご了承ください。

落丁・乱丁本はお取り替えいたします。